A REVOLUÇÃO DE 22 DIAS

A REVOLUÇÃO DE 22 DIAS

A DIETA QUE VAI TRANSFORMAR SEU CORPO, MODIFICAR SEUS HÁBITOS E MUDAR SUA VIDA

MARCO BORGES

COM SANDRA BARK

TRADUÇÃO DE **MARIA SYLVIA CORRÊA**

Copyright © 2015 Marco Borges
Copyright da tradução © 2015 Alaúde Editorial Ltda.
Copyright do prefácio © 2015 Beyoncé Knowles Carter
Copyright da introdução © 2015 Dr. Dean Ornish

Título original: *The 22-Day Revolution – The Plant-Based Program That Will Transform Your Body, Reset Your Habits, and Change Your Life*

Publicado mediante acordo com Celebra, um selo de Penguin Publishing Group, uma empresa do grupo Penguin Random House LLC.

Todos os direitos reservados. Nenhuma parte desta edição pode ser utilizada ou reproduzida – em qualquer meio ou forma, seja mecânico ou eletrônico –, nem apropriada ou estocada em sistema de banco de dados sem a expressa autorização da editora.

O texto deste livro foi fixado conforme o acordo ortográfico vigente no Brasil desde 1º de janeiro de 2009.

Tradução: Maria Sylvia Corrêa
Preparação: Bóris Fatigatti da Silva
Revisão: Rosi Ribeiro Melo, Shirley Gomes
Projeto gráfico e adaptação de capa: Cesar Godoy
Foto do autor: Boris Peraza
Ilustrações dos exercícios e dos superalimentos: Nicole Hitchens
Fotografias do quadro "Proteínas vegetais": Ben Coppelman
Projeto gráfico e fotografias do caderno colorido: Ben Coppelman
Produção das fotos: Arlene Delgado e Ben Coppelman
Impressão e acabamento: Ipsis Gráfica e Editora

1ª edição, 2015
Impresso no Brasil

Dados Internacionais de Catalogação na Publicação (CIP)
(Câmara Brasileira do Livro, SP, Brasil)

Borges, Marcos
    A revolução de 22 dias : a dieta que vai transformar seu corpo, modificar seus hábitos e mudar sua vida / Marcos Borges com Sandra Bark ; tradução de Maria Sylvia Corrêa. – São Paulo : Alaúde Editorial, 2015.

Título original: The 22 day revolution : the plant-based program that will transform your body, reset your habits, and change your life.
ISBN 978-85-7881-302-4

1. Alimentação 2. Dietas - Receitas 3. Hábitos alimentares 4. Nutrição 5. Vegetarianismo I. Bark, Sandra. II. Título.

15-06987	CDD-613.2

Índices para catálogo sistemático:
1. Dieta : Alimentação e saúde : Nutrição 613.2

2015
Alaúde Editorial Ltda.
Avenida Paulista, 1337, conjunto 11
São Paulo, SP, 01311-200
Tel.: (11) 5572-9474
www.alaude.com.br

Nota do editor

Empenhamo-nos para garantir que as informações contidas neste livro sejam completas e precisas. No entanto, nem os editores nem o autor têm o compromisso de oferecer conselhos e serviços profissionais ao leitor. As ideias, os procedimentos e as sugestões aqui apresentadas não devem substituir a consulta com o seu médico. Todos os assuntos referentes à sua saúde demandam supervisão médica. Nem o autor nem os editores poderão ser responsabilizados por qualquer perda ou dano presumivelmente decorrente de qualquer informação ou sugestão deste livro. As opiniões expressas aqui representam a visão pessoal do autor, e não dos editores.

As receitas contidas neste livro devem ser preparadas exatamente como descritas. Os editores não são responsáveis por sua saúde ou por danos físicos decorrentes de restrições alérgicas, que podem necessitar de supervisão médica. E também não são responsáveis por nenhuma reação adversa causada pelas receitas contidas neste livro.

Dedico este livro a Marilyn, minha esposa, companheira e melhor amiga, pelo apoio e amor leal. E aos meus filhos, Marco Jr., Mateo e Maximo, por serem o sol e a lua de minha vida.

SUMÁRIO

PREFÁCIO 11

INTRODUÇÃO 13

PARTE UM

MUDE SEUS HÁBITOS, MUDE SUA VIDA:
Por que a Revolução de 22 Dias é tão eficaz?

1 BEM-VINDO À REVOLUÇÃO DE 22 DIAS 27

2 HÁBITOS POSITIVOS GERAM UMA VIDA POSITIVA 47

3 OS VEGETAIS REINAM 55

4 NOSSO ALIMENTO = NOSSA SAÚDE 67

PARTE DOIS

A POSTOS?
Comece sua jornada para o sucesso

5 ESTRATÉGIAS COTIDIANAS PARA O SUCESSO 81

6 REVOLUÇÃO DE 22 DIAS: CARTILHA DE NUTRIÇÃO 93

7 A COZINHA DA REVOLUÇÃO DE 22 DIAS 117

8 AS LISTAS DE COMPRAS DA REVOLUÇÃO DE 22 DIAS 131

PARTE TRÊS

VAMOS LÁ!
Os cardápios da Revolução de 22 Dias

9 SEMANA 1: CONSTRUINDO HÁBITOS VENCEDORES 139

10 SEMANA 2: SENDO CONSISTENTE 171

11 SEMANA 3: DESENVOLVENDO A CONSCIÊNCIA 205

12 DIA 22: O INÍCIO DO MELHOR DA SUA VIDA 239

PARTE QUATRO

FORTALEÇA A SUA REVOLUÇÃO:
Como fazer o programa funcionar para você

13 CUIDE DOS DESAFIOS COM DELICADEZA 245
14 REVOLUÇÃO NO CONDICIONAMENTO FÍSICO 251
15 ACELERE A PERDA DE PESO 269

PARTE CINCO

REVOLUÇÃO NA VIDA:
Receitas e motivação para o Dia 23 em diante

16 DEPOIS DOS 22 DIAS 277
17 VITAMINAS VITALIZANTES 279
18 MAIS REFEIÇÕES DA REVOLUÇÃO 283
CONCLUSÃO – COMECE HOJE A SUA REVOLUÇÃO! 305

APÊNDICE – PRINCIPAIS VITAMINAS 307
AGRADECIMENTOS 309
ÍNDICE REMISSIVO 311

PREFÁCIO
POR BEYONCÉ

Eu nasci e cresci em Houston, Texas, e se há uma coisa que nós do Texas adoramos é comida boa. Comida sempre esteve no centro da minha vida familiar e teve um papel importante na minha formação. Nós celebramos, congregamos, lamentamos e amamos por meio da comida – e nem sempre era a do tipo saudável. As preferências lá em casa eram frango frito, tortilha de carne, hambúrguer, costela assada, camarão frito e sanduíches na baguete. Quando jovem, eu vivia na correria e nem sempre fazia as melhores escolhas alimentares e, talvez, até tenha desenvolvido hábitos que, silenciosamente, à medida que fui ficando mais velha, começaram a sabotar a minha saúde.

Depois do nascimento da minha filha, fiz um esforço consciente para voltar a ter controle sobre a minha saúde e o meu corpo. Mas não queria fazer uma dieta radical. Tinha me tornado mãe, precisava mudar os hábitos e ser um exemplo para a minha filha. Então, procurei Marco Borges, um amigo querido e em quem confio plenamente quando o assunto é atividade física e alimentação. Trabalhei muitos anos com ele para me manter na linha, motivada e em dia com a saúde. Porém, ainda que eu confiasse em seus conselhos e os seguisse, quando o escutava falando sobre os benefícios de um estilo de vida à base de vegetais, eu me surpreendia. E queria experimentar esses benefícios, mas sabia que não conseguiria me alimentar assim sempre, mesmo que incorporasse esses alimentos saudáveis a minha vida. Gosto demais de comer. Tinha de acontecer alguma coisa para que eu entrasse nessa. Precisaria me preparar para isso.

Um ano depois – por volta de novembro de 2013 –, meu marido e eu resolvemos experimentar uma dieta completamente vegana, com o apoio do Marco. Eu já tinha perdido o excesso de peso que ganhara na gravidez, cumprindo com a ajuda dele um programa de exercícios e de nutrição, e estava pronta para mais um desafio. Resolvi que queria ter mais iniciativa em relação à minha saúde e, diante de todos os benefícios maravilhosos desse tipo de alimentação, era por meio dele que eu iria conseguir.

Assim, teve início a trajetória que me levou ao encontro da melhor forma que já tive em toda a minha vida. Mal sabia eu de seus efeitos duradouros. Achei que sentiria privações e detestaria a comida, que não poderia comer em restaurantes ou em festas, que teria dores de cabeça e ficaria irritada etc., como acontece na maioria dos regimes. Estava completamente enganada. Levei alguns dias para me acostumar, e o resultado foi aumento de energia, um sono melhor, perda de peso, melhor digestão, lucidez e uma incrível sensação positiva relacionada às minhas atitudes e ao efeito delas sobre o meio ambiente e sobre as pessoas à minha volta. Não imaginava que podíamos cuidar tanto da saúde apenas com a alimentação. E que eu ainda poderia sentir prazer em comer, mas, desta vez, a comida iria gostar de mim também (como os tacos de alface com nozes que você vai encontrar aqui – minha nossa!). Até comemoramos o aniversário do meu marido com uma festa completamente vegana. Ainda me lembro da cara dos nossos amigos! Alguns ficaram extremamente entusiasmados e outros, com o pé atrás, mas, no final, todo mundo se deliciou muito. Para mim, a principal descoberta foi que eu poderia me beneficiar do melhor presente que daria a mim mesma e à minha família: a minha saúde.

Compartilho aqui essa experiência, pois desejo tudo de bom para todo mundo, e gostaria que até as pessoas que pensam que esse tipo de coisa não combina com elas – mesmo sabendo dos seus incríveis benefícios – saibam que conseguem, sim. Todo mundo deve propiciar a si mesmo a melhor vida possível. A autonomia começa em nós mesmos e em nossas decisões. É possível cuidar da qualidade de vida cuidando do que comemos. Se uma texana comilona como eu consegue fazer isso, você consegue também! Basta tentar durante 22 dias.

INTRODUÇÃO

SINTO-ME À VONTADE PARA ESCREVER a apresentação deste livro importante, pois a consciência é o primeiro passo para a cura.

Ao longo de quase quarenta anos, eu e meus colegas do Instituto de Pesquisa em Medicina Preventiva, uma instituição sem fins lucrativos, e da Universidade da Califórnia, em São Francisco, conduzimos pesquisas clínicas para comprovar os inúmeros benefícios de uma ampla mudança de estilo de vida. Essa mudança inclui:

- uma dieta à base de vegetais integrais (naturalmente, com baixos teores de gordura e de carboidratos refinados), como a descrita neste livro;
- técnicas de administração de estresse (inclusive ioga e meditação);
- exercícios moderados (como caminhadas) e
- amparo social e comunitário (amor e intimidade).

Em poucas palavras: coma bem, procure se estressar menos, movimente-se mais e ame mais.

Muita gente tende a pensar nos avanços da medicina como tecnológicos e caros, a exemplo de novos medicamentos ou de procedimentos cirúrgicos a laser. É comum não acreditarmos que algo tão simples como mudanças profundas de estilo de vida possam fazer uma diferença tão significativa na vida das pessoas – mas podem.

Em nossas pesquisas, fizemos uso de métodos científicos e tecnológicos de ponta a fim de comprovar o poder dessas alterações simples, de baixo custo e produzidas com pouca tecnologia. Esses ensaios clínicos aleatórios foram publicados em revistas científicas e médicas especializadas.

Além de prevenir muitas doenças crônicas, essas mudanças de estilo de vida podem, muitas vezes, reverter o progresso dessas enfermidades.

Pela primeira vez, comprovamos que mudanças no estilo de vida, sozinhas, podem reverter o progresso até de doenças coronarianas graves. Houve até maior reversão depois de cinco anos do que depois de um ano e 2,5 vezes menos ocorrências cardíacas. Também descobrimos que essas mudanças de estilo de vida podem reverter a diabetes tipo 2 e podem desacelerar, interromper ou até reverter o progresso do câncer de próstata em estágio inicial.

Mudar o estilo de vida, na verdade, altera os nossos genes, ativando os genes que conservam a saúde e desativando os que promovem as doenças cardíacas, o câncer de próstata e de mama e a diabetes – mais de quinhentos genes em apenas três meses. As pessoas costumam dizer: "Ah, se são os meus genes, não posso fazer nada". Mas podem. Saber que mudar de estilo de vida altera os nossos genes costuma ser muito estimulante – não para a culpa, mas para o fortalecimento. Nossa genética é uma predisposição, mas não é um destino.

Com a nossa pesquisa mais recente, descobrimos que essas mudanças de estilo de vida e de alimentação podem inclusive alongar os telômeros, as pontas dos cromossomos que controlam o envelhecimento. À medida que se alongam, a nossa vida se prolonga. Este foi o primeiro estudo controlado a demonstrar que qualquer intervenção pode começar a reverter o envelhecimento no nível celular, alongando os telômeros. E, quanto mais as pessoas aderiam a essas recomendações referentes ao estilo de vida, mais alongados ficavam os seus telômeros.

Essa abordagem é diferente daquela feita pela medicina personalizada. Não se trata de um conjunto de recomendações para alterar as doenças cardíacas, outro conjunto para reverter a diabetes e mais outro para alterar os genes ou alongar os telômeros. Em todos os nossos estudos, pedimos às pessoas que consumissem uma dieta à base de vegetais e de alimentos integrais como a descrita neste livro. É como se o nosso corpo soubesse como personalizar a medicina de que necessita se lhe oferecemos o material correto em estado natural na alimentação e no estilo de vida.

INTRODUÇÃO

Não é tudo ou nada. Em todos os nossos estudos, descobrimos que, quanto mais as pessoas modificavam sua alimentação e seu estilo de vida, mais se desenvolviam e melhor se sentiam – em qualquer idade. Se você se entrega num dia, alimente-se melhor no dia seguinte.

Essas mudanças no estilo de vida fazem parte da mais influente tendência da medicina dos dias de hoje, que é conhecida como "medicina do estilo de vida", que tanto é estilo de vida como tratamento, além de prevenção.

E o que é bom para nós é bom para o nosso planeta. No sentido de que, quando fazemos a transição para uma alimentação à base de vegetais e alimentos integrais, isso não só faz diferença na nossa vida, mas também faz diferença na vida de muitas outras pessoas planeta afora.

Os problemas com o aquecimento global, com o custo dos planos de saúde e com as fontes energéticas podem ser acachapantes: "Como indivíduo, como posso contribuir?" Essa sensação pode levar à inatividade, à depressão e até ao niilismo.

No entanto, quando percebemos que algo tão primário como o que escolhemos para levar à boca diariamente faz diferença em relação a esses três problemas, isso nos fortalece e impregna essas escolhas de significado. Se é significativo, então é sustentável – e uma vida significativa é mais longa.

CRISE NA SAÚDE

Mais de 75% dos 2,8 trilhões de dólares dos custos anuais do sistema de saúde norte-americano se devem a doenças crônicas que, em muitos casos, podem ser prevenidas e até revertidas com uma alimentação à base de vegetais, a uma fração desses custos.

Por exemplo: de acordo com um estudo intitulado Investigação Prospectiva Europeia sobre Câncer e Nutrição (EPIC, na sigla em inglês), os pacientes que adotaram princípios alimentares saudáveis (consumir menos carne e consumir mais frutas, vegetais e pão integral), nunca fumaram, não estavam acima do peso e faziam pelo menos trinta minutos diários de atividade física apresentaram 78% menos risco de desenvolver uma doença crônica. Isso incluía 93% menos risco de diabetes e 81% menos risco de ataques cardíacos, uma redução em 50% no risco de derrame e uma redução de 36% no risco de câncer em geral, em comparação com os participantes que não apresentavam esses fatores saudáveis.

Outro estudo recente com mais de 20 mil homens descobriu que aqueles que não apresentavam muita gordura abdominal e que tinham uma alimentação saudável, não fumavam e se exercitavam moderadamente tiveram uma redução de 80% no risco de ataque cardíaco.

Não se trata apenas de baixos teores de gordura *versus* baixos níveis de carboidrato. Um estudo recente descobriu que a proteína animal aumenta drasticamente o risco de morte prematura, independentemente de gordura e carboidratos. Em um estudo com mais de 6 mil pessoas, ao longo de dezoito anos, aquelas entre 50 e 65 anos que relatavam consumir uma dieta rica em proteína animal apresentaram um aumento de 75% na mortalidade em geral, um aumento de 400% de mortes devidas a câncer e 500% de aumento de diabetes tipo 2.

Ao mesmo tempo que o poder de amplas mudanças no estilo de vida vem sendo mais bem documentado, as limitações da medicina de alta tecnologia têm ficado mais evidentes.

Por exemplo, ensaios controlados aleatórios demonstraram que as angioplastias, *stents* e cirurgias de *bypass* coronárias não prolongam a vida nem previnem ataques cardíacos na maioria dos pacientes estáveis. Apenas 1 em 49 pessoas com câncer de próstata em estágio inicial e níveis de antígeno prostático específico (PSA) abaixo de 10 talvez se beneficie de cirurgia ou radiação. E mais: a diabetes tipo 2 e a pré-diabetes são pandêmicas, afetando quase metade dos norte-americanos; no entanto, os tratamentos medicamentosos para baixar o nível de açúcar sanguíneo não previnem as complicações da diabetes tão bem quanto baixar o nível de açúcar com alimentação e estilo de vida. As instituições de saúde pública norte-americanas estimam que, se essa tendência atual persistir, os custos da diabetes tipo 2 serão de 3, 3 trilhões de dólares em 2020, o que, evidentemente, é insustentável.

A medicina do estilo de vida é eficaz no que diz respeito ao custo e também do ponto de vista médico. As nossas pesquisas demonstraram que, quando as mudanças amplas de estilo de vida são apresentadas como tratamento (não apenas como prevenção), há uma economia significativa de custos logo no primeiro ano, pois os mecanismos biológicos que controlam a nossa saúde e o nosso bem-estar são muito dinâmicos.

INTRODUÇÃO

Por exemplo, a seguradora Highmark Blue Cross Blue Shield descobriu que os custos com saúde geral foram reduzidos em 50% no primeiro ano em que as pessoas com doenças cardíacas ou fatores de risco cumpriram o nosso programa de estilo de vida em 24 hospitais e clínicas de West Virginia, Pensilvânia e Nebrasca. Em pacientes que gastaram mais de 25 mil dólares com tratamentos de saúde no ano anterior, os custos se reduziram em 400% no ano seguinte. Outro estudo descobriu que economizaram 30 mil dólares por paciente no primeiro ano com os que cumpriram o nosso programa de estilo de vida.

Devido a essas descobertas, agradecemos ao Medicare, que começou a dar cobertura ao nosso programa de medicina de estilo de vida em 2010. Se é reembolsável, é sustentável. (Para mais informações, por favor, acesse www.ornish.com.)

CRISE DO AQUECIMENTO GLOBAL

Muita gente fica surpresa ao saber que a pecuária gera mais emissões de gases de efeito estufa do que todos os meios de transportes juntos: no que diz respeito ao dióxido de carbono, 18% dele vem da pecuária, contra 13,5% dos meios de transportes. As estimativas mais recentes indicam que esses valores são ainda mais altos – que a pecuária e seus derivados talvez respondam por mais de 50% das emissões anuais de gases de efeito estufa (pelo menos 32,6 bilhões de toneladas de dióxido de carbono por ano).

Ela também é responsável por 37% do gás metano emitido pelo ser humano, que é 23 vezes mais tóxico para a camada de ozônio do que o dióxido de carbono, além de gerar 65% do óxido nitroso emitido pelo ser humano, que tem 296 vezes mais potencial como agente do aquecimento global do que o dióxido de carbono. O óxido nitroso e o metano são produzidos principalmente a partir de esterco, e 56 bilhões de "animais para consumo" produzem um monte de esterco diariamente.

Além disso, a criação de gado faz uso de 30% de toda a superfície da Terra, sobretudo para pasto permanente, mas isso também inclui 33% da terra cultivada para alimentar o gado. À medida que as florestas são derrubadas para criar novas pastagens para o gado, ele se torna um propulsor do desmatamento: cerca de 70% da Floresta Amazônica foi transformada em pasto.

CRISE ENERGÉTICA

Mais da metade dos grãos produzidos nos Estados Unidos e quase 40% dos grãos produzidos no mundo são oferecidos ao gado e não consumidos diretamente pelas pessoas. Só os Estados Unidos alimentam mais de 8 bilhões de cabeças de gado. Um rebanho que consome cerca de sete vezes mais grãos que a população norte-americana inteira!

Para produzir 1 quilo de carne fresca, é preciso cerca de 13 quilos de grãos e 30 quilos de forragem. Todo esse grão e forragem demandam um total de 43 mil litros de água.

Portanto, quando resolvemos adotar uma alimentação à base de vegetais, liberamos uma quantidade tremenda de recursos que poderiam beneficiar muita gente além de nós mesmos. Isso é extremamente significativo para mim. E, quando tomamos uma atitude de maior compaixão, ela ajuda também o coração.

Sempre fazemos escolhas na vida. Se o que obtemos é mais do que o que eliminamos, então é sustentável, pois os mecanismos biológicos básicos são tão dinâmicos que, se você comer e viver dessa maneira por apenas 22 dias, é possível que venha a se sentir muito melhor tão rapidamente que essas escolhas vão valer a pena – e não pelo medo de morrer, mas pela alegria de viver.

Por esses e outros tantos motivos, este é o livro certo na hora certa, pois pode ajudar você a mudar a sua vida para melhor.

Marco Borges personifica os valores essenciais sobre os quais ele escreve neste livro. O que ele descreve aqui pode fazer uma imensa diferença para a sua saúde e o seu bem-estar.

O Estudo de Profissionais da Saúde e o Estudo de Saúde das Enfermeiras, ambos da Universidade Harvard, acompanharam mais de 37 mil homens e 83 mil mulheres durante quase 3 milhões de pessoas-tempo [período de tempo que cada indivíduo ficou sob observação]. Descobriram que o consumo de carne vermelha processada ou não processada está associado a um maior risco de mortalidade prematura e ao desenvolvimento de doenças cardiovasculares, câncer e diabetes tipo 2.

E não são apenas as artérias do coração que ficam entupidas devido a uma alimentação rica em carne vermelha. A disfunção erétil – impotên-

INTRODUÇÃO

cia – é significativamente mais alta em consumidores de carne. Mais da metade dos homens com idade entre 40 e 70 anos relata problemas de disfunção erétil.

Boas notícias: de acordo com o Estudo do Envelhecimento Masculino, de Massachusetts, uma alimentação rica em frutas, vegetais, cereais integrais e peixe – com menos carnes vermelhas processadas e menos grãos refinados – reduz de maneira significativa a probabilidade de impotência.

Não se trata de tudo ou nada. Comece com uma segunda-feira sem carne (ou terça ou quarta). À medida que você tomar esse rumo, haverá um benefício correspondente.

Você vai parecer melhor, se sentir melhor, ter um sexo melhor e um planeta melhor.

Isso é que é ser sustentável!

Dr. Dean Ornish
Fundador e presidente do Instituto de Pesquisa em Medicina Preventiva
Professor de clínica médica da Universidade da Califórnia, São Francisco
Autor de *Faça suas escolhas* e *Salvando o seu coração*
www.ornish.com

O MANIFESTO DA REVOLUÇÃO DE 22 DIAS

ACREDITAMOS que o êxito é resultado do esforço e da consistência.

ACREDITAMOS que você deve levar a vida que deseja,
não apenas a vida que tem.

ACREDITAMOS que temos o poder de gerar mudanças.

ACREDITAMOS em nós.

A REVOLUÇÃO
DE 22 DIAS

PARTE UM

MUDE SEUS HÁBITOS, MUDE SUA VIDA:

Por que a Revolução de 22 Dias é tão eficaz?

1

BEM-VINDO À REVOLUÇÃO DE 22 DIAS

Se você deseja mudar a sua saúde e fazer alterações permanentes, começando neste momento, você pode. Como? Comece comendo vegetais.[1]

Comer vegetais é a maneira mais eficaz, mais eficiente e mais simples de ter mais saúde. Se deseja perder peso, se deseja ficar em forma e mais forte, você precisa comer mais vegetais. A obesidade, as doenças cardíacas, as diabetes são o resultado de comer demais dos tipos errados de alimento. Se você consome regularmente alimentos processados, de cereais com açúcar a carnes com conservantes, você provavelmente anda obtendo calorias em excesso e não o bastante de vitaminas e minerais, de modo que o seu corpo só consegue ganhar peso e até adoecer.

Uma alimentação à base de vegetais vai ajudar você a perder peso e a conservar-se assim, vai propiciar uma imensa energia diariamente e, a longo prazo, prevenir problemas de saúde, como doenças cardíacas e pressão alta. Uma dieta à base de vegetais é a resposta para alguns dos maiores problemas que infestam o mundo, e eles vão do aumento de doenças banais ao lento e constante colapso do meio ambiente. "Coma vegetais" é o meu mantra de vida, aquele que anuncio por onde passo – para familiares, amigos e clientes –, pois acredito que isso é o que de mais importante podemos fazer para cuidar de nós mesmos e do nosso planeta.

---

1 Quando digo "neste momento", é isso mesmo o que quero dizer. Vá comer um belo pedaço de fruta antes de ler a palavra seguinte. Viu só? Você já começou!

A REVOLUÇÃO DE 22 DIAS

Durante os vinte anos em que tenho ajudado clientes a perder peso e a recuperar a saúde, aprendi que a alimentação é a ferramenta mais importante que temos, e que uma dieta à base de vegetais é a melhor maneira de adquirir vitalidade e longevidade – e de obter o melhor corpo que você poderia ter.

POR QUE UMA ALIMENTAÇÃO À BASE DE VEGETAIS É A MELHOR PARA VOCÊ?

- **OS VEGETAIS AJUDAM VOCÊ A PERDER PESO.**
  À medida que o seu paladar se acostuma com os alimentos naturais e integrais, sua vontade de comer alimentos refinados e adocicados diminui.

- **OS VEGETAIS AUMENTAM A ENERGIA.**
  Consumindo frutas e hortaliças frescas em abundância, o corpo é inundado de vitaminas e minerais. E sem ter de gastar energia para assimilar os alimentos excessivamente refinados, ele consegue se concentrar na renovação e na recuperação celular.

- **OS VEGETAIS FORTALECEM A SUA SAÚDE A LONGO PRAZO.**
  Como você poderá aprender nos capítulos seguintes, uma dieta à base de vegetais pode auxiliar a reverter doenças cardíacas, diabetes, hipertensão, obesidade e outras doenças causadas por alimentos pouco saudáveis, pobres e refinados.

Pode parecer forçado dizer isto, mas a dieta à base de vegetais é uma das formas mais comuns de alimentação ao redor do mundo. De fato, mundo afora, estima-se que 4 bilhões de pessoas vivem sobretudo com uma dieta à base de vegetais, enquanto apenas cerca de 2 bilhões vivem principalmente com uma dieta à base de carnes.[2] Os lugares onde as

---

2   Pimentel D, Pimentel M. Sustainability of meat-based and plant-based diets and the environment. The American Journal of Clinical Nutrition. 2003. [acesso em 13 out. 2014] Disponível em: http://ajcn.nutrition.org/content/78/3/660S.

BEM-VINDO À REVOLUÇÃO DE 22 DIAS

dietas à base de vegetais são mais comuns apresentam taxas muito mais baixas de problemas de saúde, como pressão alta e doenças cardíacas, em comparação com os países ocidentais. Por exemplo, a Índia, o país com a segunda maior população do planeta – mais de 1,2 bilhão de pessoas! – tem 500 milhões de vegetarianos. O que é radical é o nosso modo ocidental de comer carne, laticínios, ovos e alimentos industrializados. Nos Estados Unidos, as cinturas, a saúde e até o ambiente estão pagando o preço disso.

Sempre que clientes me procuram com o desejo – a necessidade – de perder peso e recuperar o controle da própria vida, ensino-os a inserir mais vegetais em sua alimentação e a cortar os alimentos refinados, que vão envenenando aos poucos o organismo. Com uma dieta verdadeiramente à base de vegetais, ajudo os meus clientes a perderem de 500 gramas a 50 quilos e a radicalmente transformarem sua saúde. Em questão de dias ou semanas, eles sentem os benefícios dessa dieta, vendo os quilinhos derreterem ao mesmo tempo que se lançam num mundo de energia e vitalidade, revertendo doenças e melhorando o quadro de saúde.

O maior obstáculo a ser superado logo no início é a ideia de que abandonar a carne e os produtos de origem animal é impossível. Nada de bacon? Nada de queijo?! Sim. Ao eliminar o que consideramos ser elementos essenciais (e divertidos) de nossa alimentação, obtemos muito mais. Escolher vegetais com regularidade e descobrir como a comida à base de vegetais é deliciosa criam caminhos cerebrais que vão dar apoio a hábitos renovados e melhores. À medida que nos habituamos a comer vegetais e começamos a realmente sentir os benefícios disso, esses novos hábitos se tornam uma segunda natureza, e pode ficar difícil imaginar que um dia comemos de outra maneira.

A Revolução de 22 Dias é um programa intensivo de 22 dias, feito para reajustar o corpo e a mente. Ele vai sacudir o seu corpo para que você possa ficar saudável e expulsar o excesso de peso. Será desafiante, mas, à medida que o seu corpo se ajustar às porções adequadas, você vai aprender o que é sentir 80% de satisfação. Se vem se alimentando em excesso anos a fio ou se está 20 quilos acima do peso, as porções planejadas no programa Revolução de 22 Dias parecerão pequenas. Por isso, esse plano permite que você belisque, se for necessário. Se estiver embarcando neste programa em razão de seus inumeráveis benefícios para a saúde em vez da perda do peso, então é provável que as porções estejam mais de acordo com o que você já consome. Trata-se de um programa de mudança, que cria novos hábitos e descarta os que não funcionam mais. É estimulante aprender que é possível mudar completamente o modo de viver e de se sentir num período de tempo tão curto.

Combinando os benefícios de uma dieta à base de vegetais e conhecimentos científicos relativos à formação e ao desenvolvimento de hábitos, criei um programa que, em 22 dias, apresenta as pessoas ao consumo de mais verduras, legumes, grãos e sementes e, ao mesmo tempo, reajusta seus hábitos de tal maneira que a alimentação à base de vegetais se torna mais sustentável a longo prazo.

Muita gente dá início a programas alimentares saudáveis; pouca gente consegue permanecer com essas mudanças. O objetivo da Revolução de 22 Dias é que você passe do ponto em que a maior parte das dietas falha, a fim de estabelecer mudanças duradouras. Quando eu estudava psicologia, descobri que alguns psicólogos acreditam que levamos 21 dias para criar ou deixar um hábito. O cérebro humano é uma máquina impressionante, que pode se reprogramar com o passar do tempo. Quanto mais nos comprometemos com um comportamento específico, mais caminhos o cérebro constrói a fim de nos ajudar. Os cientistas denominam isso de neuroplasticidade: a capacidade do cérebro de "alterar suas conexões e comportamentos em resposta a uma nova informação, estímulo sensorial, desenvolvimento, dano ou disfunção".[3]

Desafie-se a introduzir hábitos novos e mais saudáveis durante 21 dias e, no 22º dia, uma versão melhorada de você mesmo vai surgir. Se conseguir por três semanas, pode fazer isso para sempre!

Será o fim dos dias de "dietas ioiô" e do tormento constante entre comer demais e se sentir empanturrado ou fazer um regime rígido e se sentir angustiado. Em vez disso, você vai se sentir energizado imediatamente, e os benefícios a longo prazo vão surpreendê-lo demais.

A Revolução de 22 Dias vai oferecer as ferramentas para que você controle a sua vida e o seu corpo, aprendendo a comer de uma maneira

---

3 Rugnetta M. Neuroplasticity. Encyclopaedia Britannica. 2 maio 2014. [acesso em 18 ago. 2014]. Disponível em: http://www.britannica.com/EBchecked/topic/410552/neuroplasticity.

BEM-VINDO À REVOLUÇÃO DE 22 DIAS

que vai fortalecê-lo, e não desanimá-lo. Daqui a três semanas, você vai estar no início de um novo jeito de viver no mundo – um jeito que o deixe feliz e contente.

Você está segurando o mapa nas suas mãos.

Este programa é um guia para perder peso e ganhar saúde aprendendo a comer vegetais e também:

- É um manual para mudar de hábitos, de modo que você possa ter consciência das reações inconscientes que estão estragando a sua saúde e levando você a ganhar peso.
- É um plano alimentar com cardápio para 22 dias que apresenta sabores novos enquanto você adquire novos hábitos que vão deixá-lo mais forte e saudável.
- É uma jornada de descoberta, uma vez que você se dá conta de que é possível gostar de comida e perder peso sem sentir culpa.
- É a apresentação ao verdadeiro sentimento de estar satisfeito, a melhor sensação que se pode ter depois de uma refeição, e que conhecemos apenas quando aprendemos a comer com comedimento.
- É um livro de receitas que vai mostrar a você maneiras simplesmente deliciosas e deliciosamente simples de preparar delícias da natureza e aproveitá-las.

Se você está procurando uma maneira de perder peso, recuperar a saúde e se sentir completamente bem, isso é possível. Se deseja oferecer a você mesmo algo que lhe proporcione um brilho interno e externo, que leve as pessoas que conhecem você a perguntar: "O que anda fazendo? Você está diferente!", isso é possível. Comida é importante! E fazer uma alimentação à base de vegetais vai ajudar você a perder peso, se sentir melhor e resplandecer de boa saúde. Sem rodeios: dá resultado!

Muitas pessoas já aceitaram o nosso desafio: passar 22 dias com uma alimentação à base de vegetais e ver o que ela faz por você. Está pronto para se juntar a nós? Se está lendo este livro, suponho que a resposta seja "sim".

Estabeleça as suas metas e defina o que seria uma trajetória de êxito para você. Quais são as suas metas pessoais? Você quer perder peso? Você quer alterar o seu quadro de saúde para que possa comparecer à formatura do seu filho daqui a quinze anos? Deseja reverter doenças cardíacas, ter mais energia e encorajar a sua família a ser mais saudável? Seja consciente e tenha clareza em relação às suas metas; anote-as para poder se inspirar nos momentos difíceis e para que elas sejam um lembrete do que você resolveu fazer, de modo que você possa valorizar o seu progresso ao longo do programa.

Em apenas 22 dias, você pode mudar a maneira de ver a si mesmo, de perceber o mundo e de se sentir a cada dia.

MUDANÇAS SIMPLES, RESULTADOS IMPRESSIONANTES

Sempre que um cliente aceita esse desafio, eu recebo e-mails contando como eu mudei a vida dele ou como ele está feliz de apresentar o desafio a amigos e familiares, e eu sempre desfruto de uma sensação de ter sorte por poder ajudar as pessoas a se sentirem tão bem. Mas, às vezes, há testemunhos que me fazem rever o meu percurso – o tipo de carta que reforça todas as razões desse projeto e por que é isso o que faço na vida. Jamais vou esquecer o dia em que Raymond, um amigo querido, me ligou e me disse que estava apto a mudar de vida e a começar a Revolução de 22 Dias.

Eu e Raymond somos amigos há anos, e há anos eu via que seus hábitos o prejudicavam. Ele tem dois filhos lindos, uma esposa maravilhosa e uma carreira bem-sucedida. Mas seus hábitos alimentares o estavam prejudicando, e o seu peso, que sempre havia flutuado, vinha aumentando. Raymond tinha entrado numa espiral descendente. Quando conversávamos, ele admitia que não estava se cuidando, mas não conseguia mudar isso – sobretudo a longo prazo. Fazia dietas e perdia um pouco de peso, tirava proveito de pequenos êxitos, e acabava ganhando mais peso do que tinha antes. Estava sem saber o que fazer e se sentia impotente diante do que ele mesmo chamava de "hábitos irresponsáveis e destrutivos".

Eu o encorajava a ter mais consciência em relação aos seus hábitos alimentares. Ele tentava, mas sempre acabava voltando para seus padrões costumeiros e nada saudáveis. Raymond é o tipo de pessoa que sempre leva tudo ao extremo – pensa grande, trabalha duro e aproveita a vida ao máximo. Porém, o que considerava "aproveitar a vida", em geral, consistia em fazer refeições imensas e exageradas – normalmente em restaurantes

BEM-VINDO À REVOLUÇÃO DE 22 DIAS

ou em reuniões festivas – e quase sempre acompanhadas de um "bom vinho". Para ele, fazer regime significava privação, ou seja, não mais se divertir. Na verdade, o que não compreendia é que, enquanto se dava bem em muitos aspectos da vida, usava esse êxito como justificativa para hábitos alimentares ruins, e eram esses mesmos hábitos que o estavam matando. Olhando de fora, eu não conseguia entender por que ele não cuidava da saúde, e me chateava enxergar essa sua negligência.

Eu costumava dizer:

– Raymond, é a sua vida. Por que não ter esse sucesso na saúde também?

E Raymond respondia:

– Eu sei... na verdade, ando comendo melhor. Já foi pior. Estou melhorando.

Mas, assim que perdia algum peso, ficava sossegado e, depois, ganhava esse peso de novo... e ainda um pouco mais.

O tempo foi passando e nada mudava, pois não havia mudanças de hábito nem planos para ter êxito nisso. O êxito necessita de um plano! Se alguém quer mesmo mudar, precisa conscientemente dar uma boa olhada no espelho e dizer: "Posso adquirir uma versão melhor de mim mesmo, e eis como".

Quando Raymond se olhava no espelho, como ele contou, negava o que via. Via um cara grande, e prometia a si mesmo, com rigidez, que mudaria naquele mesmo dia, mas, quando as roupas mascaravam esse seu tamanho, ele passava por cima da insatisfação com os seus hábitos negligentes. Começava a acreditar na imagem do espelho; acreditava que bastava aceitar o que via. Dizia a si mesmo que era apenas um "cara grande". Mas, na verdade, era um cara esguio que estava com uns 20 quilos a mais. Era muito fácil para mim – que tenho conhecimentos de fisiologia, que tenho visto as pessoas se transformarem ao mudar hábitos alimentares e aprimorar a forma física – enxergar o verdadeiro Raymond. O Raymond que eu imaginava era esguio e atlético. O Raymond que eu conseguia enxergar por trás do peso era um cara arrumado e orgulhoso da própria aparência.

Mas ele não enxergava mais o que eu via. Ele conseguia perceber seu potencial ao se lembrar de como se sentia no colégio e na faculdade. Só não acreditava que poderia ser assim de novo. Só achava que perder peso significava cortar suas preferências – jantares com muitos pratos e garra-

33

fas de vinho tinto. Portanto, continuou descendo a espiral e, tendo 1,74 metro de altura, chegou a 99 quilos e sua pressão arterial foi a 15/10 (estágio 2 de hipertensão). Com sobrepeso e fora de forma, Raymond estava colocando a sua saúde seriamente em risco. Acordava todas as noites com o batimento cardíaco acelerado, dores no peito, indigestão e enjoos frequentes, e a dificuldade para dormir piorava tudo.

Por fim, ele chegou ao fundo do poço. Uma noite inteira acordado, de novo sem conseguir pegar no sono, de novo se sentindo péssimo. Ele se sentou diante do computador e começou a pesquisar os efeitos fatais da pressão alta e de outros sintomas que sentia. Quanto mais lia, mais compreendia como seus problemas eram sérios. Zangado e chateado, afligia-se com o que tinha feito consigo mesmo. Não suportava a ideia de que seus filhos pudessem ficar sem o pai ainda crianças, como tinha acontecido com ele mesmo.

Naquela manhã, Raymond viu o seu reflexo na tela do computador, parecendo completamente vencido e desesperado. Talvez essa fosse a sua sina, pensou, e a culpa era dele. Então, o filho de Raymond entrou no escritório e viu o pai pálido, doente e estressado.

Com olhar preocupado e cautela na voz, ele fez ao pai uma pergunta simples e contundente, que atingiu seus mais profundos medos e inseguranças: "Pai, você está se sentindo bem?"

Raymond sentiu até falta de ar. Sabia que a resposta era "não". Não estava bem. Naquele dia, respondeu ao filho: "Sim, estou bem", para não o preocupar, mas, pela primeira vez, disse "não" a si mesmo, não para todas as coisas que o estavam destruindo e, então, começou a dizer "sim" para as coisas que permitiriam que ele fosse um pai saudável enquanto pudesse. Ficou arrasado ao notar que seus filhos percebiam que ele estava destruindo a própria saúde e que os mesmos hábitos ruins poderiam, um dia, ser os dos seus filhos.

Era hora de mudar.

Raymond sabia que não precisava de mais um regime radical, que taparia o sol com a peneira. Precisava encarar questões profundas e obter uma mudança duradoura. Foi quando me telefonou. Eu lhe disse:

– Se você fizer uma dieta à base de vegetais, garanto que seus problemas de saúde vão sumir. Você vai se sentir como nunca se sentiu antes e vai voltar a ser quem é de verdade. Faça isso por você. Faça isso pela família linda que você tem. – E, então, eu disse as palavras-chave: – Experimente por apenas 22 dias.

Raymond experimentou o programa e, por causa do tanto de peso que deveria perder, sugeri que assumisse um plano mais rápido e agressivo (Capítulo 15). Ele cortou as bebidas alcoólicas e começou uma alimentação à base de vegetais, a consumir quase três litros de água por dia e a se exercitar diariamente.

Raymond admite que não foi como apertar um botão e silenciar facilmente seus demônios internos. Como acontece em qualquer mudança de estilo de vida, foi mais difícil no início. O que o ajudou a não vacilar foi saber que só precisava passar por 22 dias. No início, ele tinha receio de ir a eventos sociais, sabendo que não partilharia da comida e da bebida. Depois das duas primeiras semanas, sua perspectiva passou a ser outra. Em vez de encarar sua nova maneira de se alimentar como uma privação que o sufocaria a ponto de explodir, ela passou a ser uma libertação, que o aliviava da constante batalha consigo mesmo. Ele ficou bem por estar bem.

Por fim, Raymond cumpriu os 22 dias. Resultado: sua pressão arterial caiu para 12/8,5 e ele perdeu 10 quilos! Ele continuou por mais 22 dias. Depois de 44 dias, a pressão arterial caiu para 11,8/7,7 e ele havia perdido mais de 20 quilos. Até hoje, ele já perdeu mais de 30 quilos! Ele ainda come fora em (quase) todos os mesmos restaurantes, várias vezes por semana, mas faz pedidos diferentes. Para Raymond, o feito mais importante foi perceber que não havia objetivo final: ele poderia continuar oferecendo a si mesmo o presente da boa saúde dia após dia, não importa aonde a vida o leve.

Raymond ressurgiu completamente diferente. Ele é a expressão de uma nova perspectiva inspiradora, na qual a perda de peso sustentável não está ligada a correr atrás de um objetivo final. Trata-se de ímpeto e autonomia a cada passo adiante. Não só não existe uma data final, como, em 22 dias, ele estava apenas no início. Aprendeu coisas sobre si mesmo as quais tinha esquecido ou das quais nem sabia. Soube valorizar mais tudo o que tinha. Agora, ele está mais dedicado ao tempo que passa com seus entes queridos e tem mais concentração e lucidez nos negócios e nas iniciativas criativas.

Raymond me disse:

– A alimentação à base de vegetais não implica menos prazer. Trata-se de tirar o máximo da vida. Não se trata de reprimir desejos. Trata-se de desenterrar as nossas ambições mais verdadeiras. Raymond não é uma exceção, mas sim o melhor exemplo de que qualquer pessoa consegue fazer essa mudança. Ao começar um regime, muita gente tem a sensação de que não vai ser capaz de fazê-lo – sobretudo um regime que, em princípio, parece trazer uma alteração drástica na forma de a pessoa se alimentar. No entanto, como no exemplo de Raymond, mesmo uma pessoa que seja um glutão genuíno, que jamais pensou em fazer uma alimentação vegetariana – muito menos vegana – consegue descobrir um mundo novo de comidas inspiradoras. Esperava que Raymond completasse os 22 dias e que adquirisse hábitos novos, mas não imaginava que ele continuaria vegano (por mais de um ano e ainda firme).

O objetivo deste programa é fazer mudanças em sua alimentação que você possa incorporar à sua vida a fim de obter benefícios duradouros. Depois dos 22 dias, se descobrir que não sente falta de alguns alimentos que pensou em voltar a consumir, não force a volta deles. Talvez você se surpreenda com suas conquistas e com o que vai descobrir sobre você mesmo.

O PROGRAMA DA REVOLUÇÃO DE 22 DIAS

A Revolução de 22 Dias é um programa rigoroso, destinado a revisar, com uma dieta à base de vegetais e exercícios, os seus hábitos ruins e o seu corpo prejudicado. Cumprindo o programa, você vai dar ao seu corpo as vitaminas e os nutrientes essenciais que talvez estejam faltando em uma dieta mais centrada em carnes e em alimentos industrializados, ao mesmo tempo que já começa a perder peso, controlando as porções e se exercitando.

Cinco orientações para a sua Revolução de 22 Dias

O plano de refeições da Revolução de 22 Dias tem cardápios para o café da manhã, o almoço e o jantar. Todos os dias deste desafio de 22 dias são plenamente considerados, com opções vegetarianas atraentes e fáceis de preparar, que você e a sua família vão adorar. Eis cinco orientações para você seguir durante os próximos 22 dias, enquanto reajusta o seu corpo e estabelece novos hábitos saudáveis e sustentáveis.

1. Prefira alimentos à base de vegetais integrais em vez de industrializados

Quanto mais naturais forem os seus alimentos, melhor. Alimentar-se de frutas e hortaliças em seu estado mais parecido com o da natureza vai permitir que o organismo se concentre em desintoxicar e expulsar a carga não saudável em vez de precisar digerir os alimentos "Frankenstein" que compõem a dieta de quem consome muitos alimentos industrializados.

O nosso organismo faz horas extras a fim de digeri-los. O alimento processado sabota o nosso bem-estar, estragando o paladar e a nossa capacidade de experimentar sabores verdadeiros, além de gerar frequentes dores de estômago, devido a todos os seus aditivos químicos e sabores artificiais. Com tanta tecnologia voltada para a produção de alimentos, com o aumento do uso de sabores e cores artificiais, com a produção em massa de alimentos em quantidades imensas, os suprimentos alimentícios das pessoas têm sido totalmente industrializados.

Batatas fritas são veganas, mas não fazem bem. Lembre-se de que os nossos antepassados comiam alimentos integrais, cultivados em fazendas. Se os seus antepassados não conseguiriam identificar o que está no seu prato, não coma!

2. Faça três refeições conscientes ao dia

Comer até se empanturrar é o que faz as pessoas engordarem. Escute os indícios que seu corpo dá, comendo com consciência, ou seja, diminuindo as distrações exteriores e sentando-se calmamente à mesa, concentrando-se no que o seu organismo sente. O objetivo deste programa é ser sustentável e realmente funcionar para você e sua vida. Quero que você tenha êxito! Por isso, planejei este programa de modo que você fizesse três refeições diárias: café da manhã, almoço e jantar. Pois é assim que a sua família se alimenta e os seus colegas se alimentam – e porque isso funciona!

Procure jantar pelo menos duas horas antes de ir se deitar. Consumimos calorias a fim de ter energia para o dia. O organismo se beneficia desse tempo de digestão dado antes de dormir. E nada de beliscar à meia-noite!

A chave para comer bem e não ganhar peso é comer com moderação. A forma mais saudável de comer é chegar a 80% ou um pouco menos de satisfação. Enquanto você estiver cumprindo este programa, siga as porções estabelecidas. Se há anos você vem comendo demais ou se está com mais de 20 quilos acima do ideal, as porções estabelecidas neste programa vão parecer pequenas. No início, isso pode causar estranheza, se você está acostumado com aquela sensação de "empanturrado", mas o seu organismo vai se ajustar (e a sua mente também) e você vai se sentir com mais energia depois das refeições. Por isso, o programa permite lanchinhos saudáveis, se necessário. Mas lembre-se de que este é um programa intensivo de 22 dias para reajustar o seu corpo e a sua mente. Será um desafio, mas, à medida que o seu organismo se adapta às porções adequadas, você vai aprender o que significa 80% de satisfação.

Vai perceber também que comer até ficar empanturrado é uma maneira desagradável de comer, pois faz com que você se sinta inchado e pesado, em vez de leve e energizado.

3. Procure obter 80-10-10 (80% de carboidratos, 10% de gorduras e 10% de proteínas)

Pode parecer loucura neste mundo de tendências de regimes com pouco carboidrato, porém, quando comemos carboidratos frescos e integrais, diretamente da terra, podemos consumi-los em abundância. Uma dieta à base de vegetais inclui carboidratos complexos e nutritivos encontrados nas frutas e hortaliças frescas, bem como na maioria das fontes de proteína vegetal, como as leguminosas. Quando comemos dessa forma, não é preciso ficar obcecado com as calorias. Para uma dieta saudável, sugiro a proporção de 80% de carboidratos, 10% de gorduras e 10% de proteínas. E isso é fácil em uma dieta à base de vegetais, pois as frutas e as hortaliças são naturalmente plenas de carboidratos complexos e pobres em gorduras.

Se você deseja apressar a sua perda de peso, lembre-se de que, embora todas as hortaliças e cereais sejam boas fontes de carboidratos complexos, alguns são uma escolha melhor para refeições diurnas do que para as noturnas. A quinoa apresenta um melhor equilíbrio de carboidratos complexos do que as cenouras, e as leguminosas contêm mais carboidratos do que os brócolis ou a couve-flor. Portanto, se você está comendo para perder peso, sugiro que, durante o programa Revolução de 22 Dias, coma carboidratos mais pesados (como a quinoa) durante o dia, e não à noite. Se realmente deseja perder peso rapidamente, inclua cereais e leguminosas no café da manhã e no almoço, garantindo que o seu organismo venha a ter muitas oportunidades de usar essa energia ao longo do dia. Deixando de consumir carboidratos pesados no jantar, você dá uma chance ao seu organismo de usar o estoque de gorduras para a energia necessária durante a noite.

Não é preciso comer produtos de origem animal a fim de obter todas as vitaminas e minerais – sobretudo as proteínas! A ideia de que talvez a gente não obtenha proteína suficiente em uma dieta vegana ou vegetariana é um engano comum. Pense: de onde vem toda a nutrição dos animais que você sempre consumiu? Dos vegetais! Os vegetais são a fonte original de todos os minerais que compõem os animais que você consome.

4. Pratique 30 minutos de atividades físicas diariamente

A atividade física é importante. É fundamental para criar o equilíbrio saudável de que precisamos para nos sentirmos na melhor forma. É um elemento essencial do programa Revolução de 22 Dias, sobretudo se você deseja perder peso. Sim, a alimentação conta, e muito! Mas o elenco coadjuvante também. Se deseja resultados de fato, assim que equilibrar a alimentação, vai querer o que for preciso para se ajudar. Consumir vegetais vai reajustar o seu organismo: a atividade física vai assegurar que esse reajuste permaneça.

Lembre-se de que cumprir uma coisa não o dispensa de cumprir a outra. A alimentação não dispensa você da atividade física, e a atividade física não lhe dá carta branca para exagerar ao se alimentar. Uma perda de peso bem-sucedida é feita de 75% de alimentação e 25% de atividade física. Não é possível superar o prejuízo de uma alimentação ruim, portanto, faça exercícios pela saúde e não como um pretexto para comer. Quando se exercitar e sentir os efeitos positivos das endorfinas naturais, é mais provável que aceite alimentos saudáveis e tenha força para resistir às tentações.

A fim de complementar a sua alimentação e aumentar os benefícios de uma dieta à base de vegetais – energia, perda de peso e vitalidade –, certifique-se de se exercitar por pelo menos 30 minutos diariamente.

5. Beba água, não beba as suas calorias

Água é tudo de bom. Chás sem açúcar são ótimos, bem como água com limão. Deixe de lado os refrigerantes, esqueça os chás adoçados e os sucos de caixinha, e lembre-se de que as bebidas adoçadas e alcoólicas contêm calorias vazias que vão sabotar os seus melhores esforços neste programa.

A regra de 8 copos de água por dia talvez seja um tanto simplista. O Instituto de Medicina sugere que os homens bebam 13 copos de 236 ml e as mulheres, 9 copos de 236 ml diariamente.[4] Comece o dia com um copo de água com limão. Isso é bom para a alcalinidade do sangue, a digestão e a reidratação.

Eis algumas dicas para ajudar você a administrar o consumo de água ao longo do dia:

- Beba um copo de água/líquido a cada refeição.
- Beba um copo de água/líquido entre cada refeição.
- Beba um copo de água/líquido antes, durante e depois da atividade física.
- Beba mais água/líquido quando estiver calor.
- Não espere ter sede para beber água; quando está com sede, você já está meio desidratado.

Se estiver fazendo exercícios e suando, precisa ingerir mais líquido para compensar. Quanto mais o seu corpo pesa, maior a necessidade de água. A melhor maneira de descobrir se você está ingerindo água o suficiente todo dia é observar o seu corpo. Primeiro, você deve urinar com regularidade, e a sua urina deve ser transparente ou de um amarelo-claro. A urina num tom amarelo mais escuro é um sinal de desidratação. Pode não ser muito divertido ver isso, mas é o melhor indicador. Outros sinais de uma desidratação total são círculos escuros ou bolsas sob os olhos, pele escamosa ou acne, nariz seco e vermelho, dores de cabeça e boca seca.

Quando o nosso organismo está bem hidratado, temos mais energia e a pele e o cabelo ficam mais brilhantes. Estar bem hidratado ajuda a

---

4   Mayo Clinic Staff. Water: How much should you drink every day? Mayo Clinic. [acesso em 3 set. 2014]. Disponível em: http://www.mayoclinic.org/healthy-living/nutrition-and-healthy-eating/in-depth/water/art-20044256?pg=1.

BEM-VINDO À REVOLUÇÃO DE 22 DIAS

reduzir as rugas (enchendo as células da pele), deixa as unhas e o cabelo mais fortes e até reduz ressacas e efeitos das queimaduras do sol. Beber um ou dois copos de água antes das refeições pode frear os excessos ao comer e ajudar você a se sentir satisfeito entre as refeições.

O que você vai aprender ao longo do programa:

Seguindo as regras simples listadas anteriormente, você vai mudar para melhor toda a sua relação com a comida. Vai aprender como pensar em termos amplos, como gostaria de se sentir a longo prazo, e não apenas neste momento. Vai aprender a identificar a sensação real de saciedade, de modo que consiga parar de comer quando o organismo estiver saciado. Vai perceber que pode se alimentar de maneira saudável sem contar as calorias, apenas comendo vegetais, comendo com consciência e parando de comer quando saciado. E vai ver que consegue perder peso e conservar essa perda, mudando de um estilo de vida que resulta em "efeito sanfona" para um modo de comer sustentável, simples e, ainda assim, enriquecedor.

Quando digo simples, estou falando sério! Comer bem e perder peso não precisa ser difícil. Assim que se acostumar a consumir alimentos vindos da terra, não vai mais precisar pensar na dieta. A parte árdua dessa programação é mudar os hábitos – de comer alimentos industrializados sem consciência o dia inteiro para fazer refeições conscientes à base de vegetais. Quando passarem a ser um hábito, a trajetória fica fácil! Afinal, a natureza é sábia. Frutas, verduras, legumes, grãos e sementes são perfeitos para nos sustentar. Ao seguir o cardápio diário deste programa, você não precisa contar as calorias nem macronutrientes, pois o equilíbrio correto já está nos cardápios. Isso vai treinar o seu organismo a se acostumar com a sensação de consumir os alimentos adequados. Depois deste programa, você vai estar pronto para o nível seguinte – e, da mesma forma, não vai precisar contar calorias nem macronutrientes. Quando perceber que seus hábitos foram alterados, consumir uma variedade de vegetais vai naturalmente proporcionar a você o equilíbrio saudável de 80-10-10, e saber ouvir o seu corpo vai impedir que você coma demais nas refeições. Uma perda de peso sustentável será inevitável!

41

O QUE SIGNIFICA "À BASE DE VEGETAIS"?

O programa Revolução de 22 Dias é totalmente adequado para veganos, pois é vegano! Nós o denominamos de comida à base de vegetais em vez de vegano, pois é disso que se trata: de comer vegetais. Essa alimentação de fato é vegana, mas uma alimentação vegana não é necessariamente à base de vegetais. Você pode ser vegano e viver comendo batata frita, pretzel e cachorro-quente de soja servido em pão sem glúten. Mas esses alimentos industrializados podem deixar você tão doente e pouco saudável quanto uma dieta com carne, e não fazem parte de uma dieta à base de vegetais!

VEGETARIANO: Consome leite, ovos, grãos e vegetais. Não consome carne, aves e peixe.

VEGANO: Não consome carne, aves, peixe, leite, ovos, mel. Consome grãos, hortaliças, frutas ou alimentos veganos industrializados.

À BASE DE VEGETAIS: Consome vegetais integrais: grãos, hortaliças, frutas. Não consome carne, aves, peixe, leite, ovos nem alimentos veganos industrializados.

Lembre-se: só porque um alimento não tem carne não significa que é feito de vegetais integrais! Se você comer um cachorro-quente de soja num pão vegano feito de farinhas industrializadas, você pode até ser vegano, mas não está seguindo o programa Revolução de 22 Dias. Quando falamos "à base de vegetais", significa vegetais e não comida feita de um vegetal. Significa uma alimentação formada totalmente por comidas integrais deliciosas que vêm da terra.

Significa uma alimentação que vai fazer com que você se sinta na sua melhor forma hoje e sempre.

POR QUE EU COMO VEGETAIS

Acho que tenho sorte, pois, desde muito cedo, tenho consciência da relação entre a comida que consumimos e como nos sentimos. Claro, quando criança, eu comia o que meus pais comiam. Em minha família cubana, a comida era o centro de nossas reuniões familiares, uma maneira de minha mãe demonstrar seu amor por todos nós. A comida que aprendi a consumir era a comida disponível em minha casa e em minha comunidade. É assim que funciona: os nossos hábitos mais antigos são adquiridos inconscientemente. Mas, à medida que crescemos, temos vivências próprias e nos tornamos mais conscientes, talvez percebamos que os hábitos aprendidos não nos façam muito bem.

Foi isso o que eu percebi um dia, a caminho da escola, quando comi um pãozinho doce. Comer esse tipo de pãozinho não era um problema na minha comunidade nem na minha família – era só um pãozinho. Mas aconteceu algo inesperado: o meu organismo se rebelou contra o que eu vinha comendo pela manhã e tive uma alergia no braço. Tentei ignorar, mas foi piorando. O meu braço coçava e inchava, e eu não conseguia me concentrar nos estudos, tive de ir para a enfermaria, e, depois, a minha mãe foi me buscar mais cedo na escola, o que significou que ela faltou no trabalho. E essa era uma questão e tanto: ela era mãe solteira e eu sabia muito bem que o trabalho dela era muito importante para a família.

A última coisa que eu queria era causar estresse à minha mãe, então pensei muito sobre o que teria me causado a alergia. A enfermeira me perguntou se eu costumava ter alergias, e percebi que a única coisa que eu tinha comido naquele dia havia sido o pãozinho, e isso me levou a estabelecer a primeira relação importante: comer comida ruim dá problema. Resolvi, então, fazer o que pudesse para não ter problemas e não estressar mais a minha mãe: parei de comer pãezinhos. Infelizmente, eu não tinha estabelecido a segunda relação: que precisamos comer bem se quisermos crescer! Então, em vez de pãezinhos, eu não comia nada no café da manhã. Ia para a escola com fome, o que, naturalmente, me deixava apático e sem energia – até que, uma semana depois, desmaiei na aula de educação física. Foi quando estabeleci a segunda relação! Pãezinhos não faziam bem, mas ficar sem café da manhã também não funcionava.

A minha trajetória começou naquele momento. Comecei a escutar o meu corpo e a aprender tudo o que podia sobre nutrição e boa forma, e, anos depois, o que sei é que uma nutrição equilibrada é a base para se sentir bem física, emocional e mentalmente. Venho me alimentando à base de vegetais por quase uma década, mas as mudanças não aconteceram da noite para o dia. Primeiro, deixei os laticínios de lado. E me senti tão bem que parei de comer aves e, depois, ovos. Quanto mais eu aprendia, mais me inclinava para uma alimentação à base de vegetais – nunca tinha me sentido tão bem! A última coisa que eliminei foi o peixe.

Depois de quase vinte anos trabalhando com clientes como fisiologista do exercício, eu estava em plena forma e mantinha uma dieta "peixetariana", ou seja, entre as proteínas animais, só comia peixe. Eu me permitia comer peixe, pois achava que seria difícil manter uma alimentação à base de vegetais o tempo todo, quando tivesse que viajar ou comer fora, sem lançar mão dos industrializados. Depois, percebi que isso não passava de uma desculpa. Em vez de procurar as opções mais saudáveis e me esforçar mais para conseguir o tipo de comida que eu desejava, eu pedia peixe. A verdade é que a maior parte do peixe que comemos em restaurantes (que era onde eu comia peixe) é criado em cativeiro. As pesquisas mostram que os peixes criados em tanques apresentam menos ômega-3 saudável e aproveitável e menor teor proteico, são gordurosos, apresentam níveis altos de ômega-6 (um desequilíbrio entre o ômega-3 e o ômega-6 pode gerar inflamações) e que as taxas de PCBs (bifenilos policlorados) presentes no salmão criado em cativeiro são muito mais altas do que no salmão silvestre. Eu sabia que podia melhorar.

Sempre procurei o melhor bem-estar para mim. Gosto de estudar nutrição e, quanto mais aprendia sobre a nutrição à base de vegetais, mais sabia que se tratava da melhor maneira de se alimentar e abastecer o organismo. Gosto de desafios, então, acabei aproveitando para mudar a minha dieta.

Passar para uma alimentação à base de vegetais levou todo mundo à minha volta a fazer um monte de questionamentos: Por que adotar esse tipo de alimentação se não precisava perder peso? É verdade que eu me sentia bem antes de fazer essa mudança e, embora nunca tenha tido problemas de saúde, como pressão alta ou colesterol alto, há um histórico de problemas cardíacos em minha família, por isso, eu achava que estava me garantindo em relação a problemas futuros. Apesar do meu perfil forte e saudável, mudar para uma alimentação à base de vegetais gerou resultados surpreendentes.

Durante o primeiro ano, embora tenha mantido o mesmo peso, ocorreram benefícios significativos. Eu viajava muito a negócios e costumava ficar enjoado depois da viagem. Isso parou de acontecer. Outra

BEM-VINDO À REVOLUÇÃO DE 22 DIAS

diferença importante: o tempo de recuperação depois das atividades físicas foi ficando cada vez mais curto até chegar ao que é agora, um tempo de recuperação quase inexistente. Essa melhoria foi muitíssimo importante para o meu desenvolvimento atlético, e gosto de saber que posso ir mais longe. A frequência de dores e desgastes nas articulações por conta das atividades físicas puxadas ou em excesso diminuiu até praticamente acabar. Um ano depois de ter iniciado a alimentação à base de vegetais, fiz exames físicos e de sangue de rotina. Os indicadores de inflamações estavam tão baixos que mal podiam ser detectados (a inflamação é a causa subjacente a muitas doenças relacionadas à idade). O meu nível de colesterol, que já era baixo, ficou ainda melhor.

O médico me perguntou o que eu estava fazendo de diferente, e fiquei feliz ao contar que uma alimentação apenas com vegetais estava sendo mais eficaz do que eu jamais poderia imaginar.

No início, foi um pouco difícil manter essa alimentação quando eu viajava. Mas não impossível. Quando realmente desejamos alguma coisa, damos um jeito para que aconteça. Por exemplo, quando viajo para dar uma palestra e sei que a comida que será servida não é a melhor para o meu organismo, faço uma pesquisa: tento encontrar um hotel perto de alguma loja de produtos naturais. Ao chegar, paro lá para pegar água e lanchinhos à base de vegetais para levar, e volto sempre que precisar para levar comida para o quarto. Sei que encontro o que preciso em alguns mercados, e sei que me sentirei melhor se priorizar a saúde, então, vou à luta.

Agora, depois de quase dez anos com essa alimentação, me sinto melhor do que nunca – com energia e forte.

Você também pode se sentir assim.

2

HÁBITOS POSITIVOS GERAM UMA VIDA POSITIVA

COMO VOCÊ SE SENTIU quando se levantou esta manhã?

Estava se sentindo incrível ao acordar? Estava cheio de energia, alegria e gratidão pela sua saúde e seu corpo forte? Ergueu-se da cama, espreguiçou-se e pensou consigo mesmo: "Este vai ser mais um dia maravilhoso!"?

Se não fez isso, se acordou com preguiça e se sentindo cansado, querendo dormir um pouco mais, mesmo sabendo que, se dormisse mais, ainda se sentiria cansado ao se arrastar para fora da cama, então, alguma coisa não está bem.

Nossos hábitos – o que comemos e bebemos, se praticamos atividades físicas, o quanto dormimos – são responsáveis pelo modo como nos sentimos ao deitar à noite e ao acordar pela manhã. Se você está habituado a se sentir péssimo em vez de muito bem, se acha "normal" ficar se arrastando o dia todo em vez de passar o dia com muita energia... gostaria de apresentá-lo a um novo "normal". Um normal que se levanta se sentindo reanimado, que termina uma refeição se sentindo energizado e não esgotado; para o qual subir na balança é algo que se almeja, pois confirma o que já se sabia: que os hábitos levam na direção das metas, como deve ser.

Por que continuar fazendo escolhas que apenas nos fazem mal? Por que se alimentar com comidas que nos fazem engordar e adoecer? Ninguém deseja se sentir mal! Você não quer se sentir saudável, vivo e forte? Claro que sim. Todos nós queremos.

Qualquer um consegue fazer isso. E *todo mundo* deveria fazer.

POR QUE ALGUMAS PESSOAS SE SAEM MELHOR QUE OUTRAS

Quando eu era jovem, tinha muita curiosidade em relação aos comportamentos que levavam ao êxito – êxito nos esportes, êxito na saúde, êxito na aparência e êxito na maneira de se sentir. O que acontecia para que algumas pessoas conseguissem ter um ótimo tônus muscular, energia consistente e vivacidade, enquanto outras pareciam cansadas, tristes e visivelmente sobrecarregadas? Por que alguns de meus colegas atletas encaravam os campeonatos para vencer enquanto outros desanimavam e desistiam? Por que algumas pessoas viram a vida do avesso e outras pelejam com os mesmos problemas o tempo todo?

Comecei a observar um comportamento comum e compatível com o sucesso: a existência de hábitos positivos. Fazer escolhas positivas levava a resultados positivos. Em geral, as pessoas bem-sucedidas tinham consciência de seus hábitos, ao passo que as pessoas malsucedidas não tinham consciência de que seus hábitos as controlavam.

Os vencedores parecem ter consciência de que as atitudes têm consequências, e de que, ao optar por atitudes específicas, conseguem colher as recompensas desejadas. Conseguem escolher uma meta conscientemente, determinando os passos que podem levar a ela, e cumpri-los. As pessoas malsucedidas parecem achar que o sucesso simplesmente acontece, ou que algumas pessoas nascem com a capacidade de se sair bem e outras, não.

Percebi que ter êxito não era uma questão de quem a pessoa é ou de onde nasceu – tratava-se de estar atento e ter consciência de que as escolhas feitas no dia a dia nos afetam a longo prazo. Ou elas nos levam para vencer os campeonatos ou nos colocam de escanteio.

À medida que ficava mais velho, minha curiosidade e meu interesse aumentavam. Por consequência, procurei me formar em fisiologia do esporte, escolhendo o que chamo de abordagem dinâmica da saúde e do bem-estar, tornando-me um personal trainer e, na sequência, um *lifestyle coach* – e o que aprendi ao longo dessa trajetória apenas reforçou minha concepção! Os nossos hábitos são a base do nosso sucesso – ou do nosso fracasso. Se alguém deseja ser o melhor em qualquer coisa (inclusive a melhor versão de si mesmo), é preciso ter sistemas organizados para o sucesso. Esses sistemas são os hábitos saudáveis!

A verdade é que não importa quem você seja ou quanto dinheiro tenha (muito ou pouco), se tem cinco filhos ou nenhum, se é homem ou mulher, se é jovem ou velho, você tem hábitos – essas coisinhas que faz todos os dias, todo o tempo, ciente delas ou não. Elas são as atitudes que o levaram até onde você se encontra.

TENHA HÁBITOS MELHORES EM VEZ DE DESCULPAS

Todo mundo tem alguma desculpa por não alcançar as próprias metas. "A minha família inteira está acima do peso." "Eu simplesmente gosto de comer porcarias." "Adoro um sofá." "Adoro doce, sou uma formiguinha." "Adoro comer." "Prefiro assistir a um jogo de futebol a jogar." "Detesto verduras."

Todos esses relatos, no fim das contas, são um só. Falam de hábitos pessoais. Os costumes de pais acima do peso se tornam os costumes de crianças acima do peso. Comer porcarias é um hábito. Ver TV é um hábito. Ter preguiça é um hábito. E esses hábitos têm consequências calamitosas, mas todos têm solução e podem ser revertidos.

Ouvi a vida toda que grande parte das doenças é hereditária – mas os dados mostram o contrário. Por exemplo, no que diz respeito a doenças cardíacas, câncer, AVC e diabetes, as principais causas estão relacionadas a fatores diversos ligados ao estilo de vida. O que são exatamente esses fatores de estilo de vida e como nós os adquirimos? Nós os adquirimos observando as pessoas mais próximas, em geral, nossa família.

Consumir alimentos industrializados ou consumir vegetais começa como uma escolha, mas se torna um hábito. Ao longo dos últimos dez anos, cultivei o hábito de ingerir os alimentos maravilhosos, abundantes e vibrantes que a terra nos oferece. Consumo os vegetais que fazem o planeta ficar mais bonito e também nos oferecem a melhor nutrição possível. Consumo frutas e verduras que maximizam a minha energia e saúde. Consumo alimentos que reduzem o risco de diabetes, doenças cardíacas, obesidade – doenças que muita gente hoje em dia está adquirindo porque consome alimentos industrializados em excesso. Para muitas dessas pessoas, esses alimentos industrializados não são mais uma escolha. São um hábito. Um hábito que está estragando vidas, arruinando a saúde e sabotando o êxito.

Se você está acima do peso, os hábitos pouco saudáveis são os culpados. Se deseja mudar de estilo de vida, se deseja mudar de vida, é preciso começar com os hábitos.

A FORÇA DOS HÁBITOS

Na faculdade, estudei psicologia e a formação de hábitos. Os nossos hábitos são os mecanismos que nos colocam em funcionamento, como um programa de computador. Num esforço para nos tornar mais eficazes e nos ajudar, o cérebro constrói caminhos neurais baseados nas coisas que sempre fazemos, o que facilita a repetição dessa ação. Os hábitos permitem que funcionemos no automático, fazendo escolhas sem gastar energia, sem que nos apercebamos disso. Quando você escova os dentes, pensa nos movimentos dos braços? É mais provável que tenha escovado os dentes tantas vezes que nem precisa estar conscientemente presente, portanto, você escova os dentes, enxágua a boca e guarda a escova enquanto está pensando no que precisa fazer naquele dia ou no que vai vestir. Você já dirigiu por uma rua por onde passa sempre e chegou aonde queria sem se dar conta disso? Os seus hábitos assumiram a função para que sua mente pudesse pensar em outras coisas. Mas, mesmo que não perceba, você está tomando decisões o tempo todo!

Mesmo que seu carro esteja no piloto automático, se estiver se aproximando do perigo, você ainda consegue frear e desacelerar. Ainda consegue mudar a direção.

Vamos avaliar a sua rotina matinal. Com que frequência você desliga o despertador, levanta da cama, toma banho, se arruma e sai ligado no piloto automático? O que fazemos com mais frequência é o que nos sentimos mais à vontade para fazer e, por isso, demanda pouca ou nenhuma decisão. Uma atitude costumeira tem como base aprendizados antigos; é o resultado de escolhas que fizemos ao longo dos últimos dias, semanas ou meses, e não o resultado de uma escolha consciente atual.

A nossa vida inteira, o resumo de quem somos, pode ser reduzida aos nossos hábitos. Em outros termos, se somarmos todos os nossos hábitos, chegamos exatamente aonde estamos agora. Se você é a soma de seus hábitos, então, não está na hora de tomar uma decisão consciente e

HÁBITOS POSITIVOS GERAM UMA VIDA POSITIVA

transformá-los nas mais saudáveis e benéficas escolhas possíveis? Está na hora de despertar desse papel inconsciente e passivo que você assumiu na vida e fazer mudanças informadas.

Se você fizer uma escolha com muita frequência, é mais provável que continue fazendo essa escolha, e mais provável que tenha menos consciência de que a fez um dia.

Centenas de vezes por dia, talvez milhares de vezes, fazemos escolhas que causam impacto na nossa saúde. E isso vai de escovar os dentes e usar fio dental a praticar atividades físicas, a cada bocado de comida que levamos ou não à boca; essas escolhas têm um efeito em nosso bem-estar. Com o tempo, é provável que não tenhamos consciência da maior parte delas, pois se tornaram automáticas. Elas se tornaram hábitos.

Essa constatação está no cerne da Revolução de 22 Dias.

Se você tiver êxito – e o objetivo desse programa é o êxito –, então, vai identificar os seus hábitos e, conscientemente, mudá-los. E vai trabalhar para se certificar de que lenta e cuidadosamente essas mudanças permaneçam.

É MESMO POSSÍVEL MUDAR OS HÁBITOS?

Os hábitos podem ser alterados completamente. A região do cérebro localizada na testa, denominada córtex pré-frontal, é o local em que ocorre grande parte dos pensamentos e planejamentos. Embora durante muito tempo os hábitos fossem considerados algo automático – e, em geral, são mesmo –, uma pesquisa recente do Instituto de Tecnologia de Massachusetts (MIT) demonstrou que uma pequena porção do córtex pré-frontal conserva certo controle das ações em exercício, instante a instante.[1] Mesmo quando não sabemos, mesmo que nunca tenhamos exercitado isso, mesmo que nunca tenhamos ouvido falar do córtex pré--frontal, ele ainda está firme trabalhando para nós.

Todos nós conhecemos pessoas que cumprem o que dizem que vão fazer. Se essas pessoas dizem que vão comprar uma casa nova, em sema-

---

1   Trafton A. How the brain controls our habits. MIT News. 29 out. 2012. [acesso em 25 jun. 2014]. Disponível em: http://newsoffice.mit.edu/2012/understanding-how-brains-control-our-habits-1029.

nas ficamos sabendo que vão dar uma festa para inaugurar a tal casa. Se dizem que vão perder 15 quilos, quando as encontramos alguns meses depois, elas estão prestes a escalar o Kilimanjaro para celebrar a nova forma física. Se dizem que vão aprender a tricotar, em algumas semanas ganhamos um novo cachecol.

Como isso acontece? Isso acontece porque essas pessoas fizeram uma conexão entre pequenas atitudes diárias e o que se consegue realizar a longo prazo. Elas já sabem – sem saber que sabem – que uma parte de seu córtex pré-frontal as conserva no comando.

Você quer ser o tipo de pessoa que realiza as coisas que deseja? Claro, todos nós desejamos criar a vida que desejamos e cumprir nossas metas e sonhos. A chave para o sucesso é a consciência. As pessoas bem-sucedidas conhecem os próprios hábitos e como esses hábitos afetam a sua vida, ao passo que as pessoas malsucedidas parecem não ter consciência de que seus hábitos as controlam. Em vez de falar o que vai fazer, faça! Dê um passo de cada vez, e dia a dia você vai estabelecer hábitos positivos que vão ajudá-lo a atingir suas metas. Fazer escolhas positivas leva a resultados positivos!

HÁBITOS SAUDÁVEIS

Se você deseja perder peso ou se está sofrendo com algum problema de saúde sério, como doenças cardíacas ou diabetes, vamos dar uma boa olhada nos seus hábitos.

Os nossos hábitos significam tudo. Uma gota de água constante vai acabar furando uma pedra. Aquele docinho extra, aquele vício em balas, o pacote de biscoito na gaveta da escrivaninha: tudo isso é uma bomba cumulativa contra a saúde. Praticamente invisíveis, se considerados individualmente, mas poderosos o suficiente para arruinar a nossa saúde, se deixarmos. Se uma pessoa sempre pede bolo de chocolate, se ela se presenteia toda tarde com um punhado de doces, são esses hábitos que a levaram ao ponto onde ela está.

Quando examinamos de perto, vemos que a nossa vida é feita de um conjunto de hábitos que praticamos todos os dias quase sempre da mesma maneira. Mudando os hábitos, mudamos o resultado.

HÁBITOS POSITIVOS GERAM UMA VIDA POSITIVA

Se você está preocupado com o peso e todo dia come um pedaço de bolo no café da manhã, mude esse hábito e coma uma tigela de chia e aveia. Essa mudança simples lhe daria uma rajada de energia para a manhã inteira e um grande número de vitaminas e minerais (inclusive os ômegas de que todo mundo sempre fala), que ajudaria o seu organismo a funcionar de maneira mais eficiente. Uma mudança pequena, um grande resultado.

O que seus hábitos estão fazendo por você – ou com você? Para onde o estão levando – ou do que o estão afastando?

Em apenas 22 dias, você pode mudar esses hábitos negativos e abrir a porta não apenas para o resto de sua vida, mas para o melhor de sua vida. Pode ser mais saudável, mais energizado e mais produtivo. Pode se sentir ótimo em vez de "bem". Pode se sentir poderoso em vez de "bem". E pode começar a levar a vida que deseja, não apenas a que tem, bem agora, hoje, com a ajuda da Revolução de 22 Dias.

Vai aprender a comer mais frutas, hortaliças e cereais integrais. Vai aprender a comer com consciência e qual é a quantidade mais adequada para que se sinta na sua melhor forma. Vai experimentar os benefícios de consumir alimentos ricos em vitaminas e minerais, tendo a energia e a vitalidade que há anos não sentia. Vai redefinir a sua relação com os alimentos, pois, ao praticar a moderação, vai desfrutar da comida como nunca fez antes. Vai encontrar força para mudar de vida e, trabalhando duro, vai descobrir uma sensação renovada de confiança no que pode atingir quando o objetivo de fato valer a pena.

Não estou dizendo que vai ser fácil. Começar uma revolução significa também batalhar um bocado! Você vai batalhar contra uma vida de hábitos arraigados de excesso de comida e de muita indulgência. Quantas vezes você saiu da mesa de refeição com dor de estômago porque continuava se servindo uma segunda, terceira ou quarta vez? Achava que estava sendo indulgente, mas estava, na verdade, estabelecendo hábitos doentios que, a longo prazo, prejudicariam a você mesmo.

À medida que recondiciona o seu organismo a consumir os alimentos certos na quantidade certa, vai ser preciso dar duro para se acostumar com o que significa de fato estar saciado. Talvez para você isso seja como sentir fome, pois aprendeu a associar enjoo com saciedade. Mas a sensação de enjoo não é igual à de saciedade. Ela se parece com excesso de indulgência.

53

A REVOLUÇÃO DE 22 DIAS

Sabe o que o verdadeiro prazer vai oferecer a você? Força! Quando se alimentar com uma maravilhosa refeição à base de vegetais, comer a quantidade certa, e, assim, compreender que não se sente enjoado nem precisa se deitar e desapertar o cinto, você vai se dar conta de que não está de fato faminto. Você está satisfeito.

Mas, por favor, não fique frustrado se levar algum tempo para que seu estômago e sua mente compreendam para onde você está indo. Se está acostumado com a sensação de se empanturrar, quando tiver consumido a quantidade certa para você, talvez queira um pouco mais. Aguente firme. Tente. Deixe passar 20 minutos. Vá andar um pouco. Beba um copo de água ou de chá. Continue firme. Pois, quando tiver uma ideia de como é o verdadeiro deleite, quando perceber que pode desfrutar de alimentos deliciosos sem culpa nem vergonha, que pode comer bem e ainda perder peso – vai receber a melhor recompensa de todas.

A comida que consumimos tanto pode ser a que nos impede de atingir nossas metas como pode ser a que nos leva até elas. A escolha é nossa! Não importa quais tenham sido os seus hábitos, não importa como você se define, estou aqui para lhe dizer que é possível. É viável. Pode parar de deixar que outras pessoas definam você! Pode parar de deixar que suas escolhas anteriores o definam!

Chegou a hora de permitir que atitudes e hábitos novos, mais saudáveis e mais fortes, definam você.

3

OS VEGETAIS REINAM

UMA MANHÃ, MEU FILHO ME VIU tomando um suco verde e disse:

– Pai, o que é isso? Também quero.

Respondi:

– Acho que você não vai gostar.

– Por quê?

– Porque não tem um sabor muito bom. É muito forte. E só serve para adultos, pois é para deixar os músculos fortes.

Ele disse:

– Eu quero músculos fortes.

– Tá, mas não vai conseguir beber isso, pois não tem um gosto bom.

– Consigo, sim.

– Não sei, não. É coisa de adulto.

– Eu quero.

Eu disse:

– Tá bom. Tome.

Ele bebeu e fez uma careta horrível.

– Aaaaargh! – Depois disse: – Me dê um pouco mais... Aaaaargh. Me dê um pouco mais.

Ele bebeu o copo todo – foi seu primeiro suco verde, e tinha de tudo nele, menos a pia da cozinha. Era muito amargo, mas ele aceitou bem porque viu no suco uma ferramenta para conseguir a musculatura de seus heróis. E agora toma suco verde sempre.

Então, aprendi a fazer a mesma coisa com todos os meninos que conheci que tinham curiosidade sobre a comida saudável! Ia à escola de meus filhos e fazia ótimos sucos verdes, muito saborosos, com muitas frutas, e deixava que experimentassem.

Depois eu dizia:

– E agora, quem está pronto para ser mais corajoso?

Todos respondiam:

– Eu, eu, eu!

A valorização da saúde não depende da idade. Trata-se da receptividade para o aprendizado de coisas novas. Qualquer um pode aprender a comer vegetais e gostar disso! Não importa que hábitos adquirimos de nossos pais ou amigos quando somos jovens, não importa o que achamos que gostamos de comer, é possível aprender a gostar de comer vegetais.

Assim que você der os primeiros passos, vai sentir benefícios imensos de imediato. Para mim, esse é o fundamento deste livro e de tudo o que eu faço. É muito gratificante que as mensagens que transmito sobre alimentação vegana e sobre gostar de pratos à base de vegetais sejam acolhidas pelos meus filhos e também pelos meus clientes e amigos, pois comer dessa forma causa impacto em todos os aspectos da vida. Existe certa força decorrente de uma alimentação melhor, de um melhor bem-estar, de uma aparência melhor. Isso nos afeta num nível muito profundo – emocionalmente, espiritualmente – e nos dá energia para sermos mais gentis com as pessoas à nossa volta. Quando oferecemos um alimento melhor ao nosso organismo, nos sentimos melhor. Quanto melhor nos sentimos, mais fácil ser gentil com as demais pessoas e aceitar a gentileza. Os bons sentimentos são contagiantes! Quando nos sentimos bem, os outros também se sentem bem! Quando compartilhamos a nossa alegria com o mundo, todo mundo que entra em contato com ela se sente mais alegre.

A consciência sobre o que comemos começa quando queremos nos sentir inteiros e saudáveis – e acaba nos transformando no tipo de pessoa que deseja que os outros também se sintam inteiros e saudáveis.

COMER VEGETAIS FAZ BEM PARA A FAMÍLIA INTEIRA

Sempre ensinei meus filhos que, se alguém deseja levar uma vida alegre e saudável, se deseja ter energia, é preciso consumir alimentos nutritivos e que deem saciedade e praticar muita atividade física. E sabe da maior? As crianças adoram isso. Gostam de comer bem, sabendo que estão se ajudando a crescer e ser fortes e saudáveis.

Recentemente, a classe do meu filho desenvolveu um projeto a fim de responder a conhecida pergunta: "O que você quer ser quando crescer?" Algumas crianças responderam médico, policial, professor ou astronauta. O cartaz do meu filho dizia: nutricionista.

Nunca me senti tão orgulhoso. Ver o meu filho acolher essas ideias me faz muito feliz, pois sei que uma boa nutrição leva a uma vida longa, saudável e plena.[1] As pesquisas mostram que as crianças criadas como vegetarianas têm um Índice de Massa Corporal (IMC) mais baixo do que as que receberam uma alimentação carnívora. Quando chegam na adolescência, a diferença se acentua. Isso significa que comer vegetais é saudável para crianças e adultos.

Os bebês param naturalmente de comer quando saciados. Mas, à medida que crescem, aprendem tudo a que forem expostos. Ensine às crianças hábitos saudáveis e elas vão querer comida saudável. Dê a elas açúcar em excesso, e é isso o que vão querer. Lembra o que diziam os antigos: "As crianças aprendem com o que mostramos, não o que ensinamos"? As escolhas que levam às doenças e ao risco de desenvolvimento de doenças são comportamentos aprendidos! Esses comportamentos aprendidos, sejam eles alimentação ou inatividade, são hábitos que desenvolvemos quando crianças, que permanecem conosco quando adultos.

Em minha experiência, as crianças que foram expostas a alimentos saudáveis e que aprenderam como eles são importantes para o organismo gostam de comer vegetais, pois gostam de saber que estão se cuidando. Mas precisam aprender isso em algum lugar! Muitos adultos dão desculpas para a vontade das crianças de comer alimentos adocicados e industrializados, do mesmo jeito que arrumam desculpas para si mesmos. Eles cedem à vontade de exagerar e de não se alimentar de forma comedida, o que leva a uma

---

1 Sabaté J, Wien M. Vegetarian Diets and Childhood Obesity Prevention. Am J Clin Nutr. maio 2010;91(5):1525S–1529S. Disponível em: http://dx.doi.org/10.3945/ajcn.2010.28701F.

relação com a comida permeada por muita culpa, em vez de alegria. Começa com os adultos! Os pais são os primeiros professores de seus filhos e oferecem a eles ferramentas e capacidades de que precisam para fazer escolhas saudáveis e levar uma vida de saúde e vitalidade – ou não. Sempre que vejo pais acima do peso, comendo porções imensas de comida nada saudável, vejo crianças acima do peso com os mesmos hábitos. Quando vejo famílias nas quais os pais caminham e praticam esportes e têm consciência sobre a saúde, vejo crianças que têm os mesmos hábitos.

Os hábitos são tão hereditários quanto o risco genético de uma doença. Se recebemos orientações equivocadas quando crianças e nunca desenvolvemos bons hábitos, já sabemos quais são as repercussões de uma alimentação ruim: ganho de peso, pele ruim, saúde precária, mau humor. Se desejamos ter a melhor saúde em qualquer idade, devemos optar pela alimentação à base de vegetais!

Ensinar aos nossos filhos a melhor maneira de se alimentar e abastecer o organismo para o sucesso é primordial. Aproximadamente um em cada três crianças e adolescentes norte-americanos está acima do peso ou obeso. A obesidade infantil é agora a preocupação número 1 entre os pais norte-americanos, superando drogas e tabagismo. E, logo, talvez vejamos a primeira geração a ter uma expectativa de vida menor que a dos seus pais.[2] Vamos interromper essa tendência e reverter o efeito da alimentação excessiva e ultraprocessada que estamos oferecendo às nossas crianças e que também estamos consumindo. Como pudemos ver com o exemplo do meu próprio filho, as crianças querem acompanhar seus pais. Portanto, ao criar para você hábitos novos e saudáveis, com uma alimentação à base de vegetais, você não vai mudar apenas a sua vida, vai mudar a vida de seus filhos.

COMER VEGETAIS FAZ BEM PARA NÓS E PARA O PLANETA

Escolhi uma dieta à base de vegetais por razões bastante egoístas: porque eu sempre procurei o melhor do bem-estar, e tudo o que aprendi e li me

---

2   Overweight in children. American Heart Association. 4 ago. 2014. [acesso em 15 set. 2014]. Disponível em: http://www.heart.org/HEARTORG/GettingHealthy/Overweight-in-Children_UCM_304054_Article.jsp.

OS VEGETAIS REINAM

levou nessa direção. O fato é que uma alimentação à base de vegetais faz bem para você como pessoa. Assim que comecei a sentir todos os benefícios disso, percebi que os efeitos colaterais dessa incrível escolha tinham seus benefícios: a alimentação à base de vegetais não é melhor só para mim, é melhor para o mundo inteiro.

Foi apenas graças ao meu desejo de bem-estar pessoal que topei com um estilo de vida livre de crueldades, que me fez perceber que o eco dessa escolha era muito mais profundo do que eu havia imaginado. O fato é que vivemos numa época em que o ambiente corre riscos, apesar de toda a tecnologia e os avanços existentes, e na qual ainda há pessoas passando fome.

Os vegetais são uma fonte alimentar superior para os seres humanos, devido aos nutrientes e também pelo seu impacto ambiental. Como indivíduos e como sociedade, consumir vegetais faz mais sentido do que comer animais. Consideremos que os vegetais rendem muito mais proteína por acre do que a carne. E que 1 acre de terra pode produzir 10 toneladas de batatas ou 75 quilos de carne.[3]

Uma vez que os vegetais são ricos em nutrientes, é possível cultivar mais alimentos em menos espaço para mais gente. Isso significa muito quando se considera que cerca de 870 milhões de pessoas no mundo não comem o suficiente para ser saudáveis.[4]

E uma alimentação à base de vegetais é melhor para o planeta. A quantidade de carne que a média dos norte-americanos consome por ano gera tanto gás de efeito estufa quanto um carro ao percorrer 3 mil quilômetros. Além disso, a Organização das Nações Unidas para a Alimentação e a Agricultura (FAO) estima que a indústria da carne é responsável por quase um quinto das emissões de gases de efeito estufa produzidas pelo ser humano, que estão acelerando as mudanças climáticas mundiais... muito mais do que os meios de transporte.[5]

Mas a consciência está aumentando! De acordo com a pesquisa Vegetarianismo nos Estados Unidos, de 2014, conduzida pelo *Vegetarian Times*, 7 milhões de norte-americanos já são vegetarianos, sendo 1 mi-

---

3   Robbins J. Diet for a New America [Alimentação para uma nova América]. 2. ed.: Tiburon: HJ Kramer;1998.

4   World Food Programme [Programa de Alimentação Mundial] via 22 Days Nutrition. Disponível em: 22daysnutrition.com.

5   No Meat Monday [Segunda sem carne] via 22 Days Nutrition. Disponível em: 22daysnutrition.com.

A REVOLUÇÃO DE 22 DIAS

lhão de veganos, e mais de 23 milhões de pessoas têm "inclinação vegetariana". Em um mundo que está rapidamente ficando menor, é vital examinarmos como o consumo de alimentos afeta o meio ambiente. Se comer vegetais nos faz sentir melhor todo santo dia e ao mesmo tempo reduz ou ameniza a fome mundial e o aquecimento global, por que não adotamos essa prática?

Tenho orgulho de saber que, a longo prazo, os efeitos da minha decisão de adotar uma alimentação à base de vegetais não apenas vão proteger a minha saúde e a saúde do planeta, mas também oferecer um exemplo aos meus filhos.

A ALIMENTAÇÃO CONTA MAIS DO QUE ATIVIDADE FÍSICA

Como fisiologista do esporte, prezo mais do que a maioria das pessoas a importância da atividade física para se criar um estilo de vida saudável. No entanto, a alimentação, mais do que o exercício, responde pela nossa saúde e, sobretudo, pelo nosso peso, fato que já comprovei inúmeras vezes com meus clientes. A perda de peso bem-sucedida se deve 75% a alimentação e 25% a atividade física. Não é possível eliminar os danos causados pela carne processada, portanto devemos nos exercitar pela saúde e não como desculpa para comer. Se uma pessoa deseja perder peso e mudar a saúde, deve desenvolver o hábito saudável de se alimentar de vegetais.

Alimentar-se de vegetais pode auxiliar a reverter os sintomas de doenças graves. Também pode prevenir algumas doenças! Comecei a minha carreira com o objetivo de ajudar a prevenir doenças e mudar hábitos, numa abordagem dinâmica da saúde que é mais simples do que tratar de sintomas com receitas e medicamentos. Eu sabia que a chave para o meu êxito atlético e de saúde física estava enraizada na comida que eu consumia, e queria compartilhar essa ideia de autonomia e força com os meus clientes, de modo que eles pudessem ter controle sobre a saúde e o bem-estar apenas alterando a alimentação. Adorava trabalhar com as pessoas enquanto elas promoviam essas pequenas mudanças em sua vida cotidiana, e eu observava a confiança e alegria crescentes enquanto se transformavam na melhor versão delas mesmas.

OS VEGETAIS REINAM

Alguns anos atrás, eu treinava clientes individualmente, e queria que o meu negócio subisse de nível. A melhor forma de atividade cardiovascular é curta, intensa, e descobri que o spinning de alta intensidade era particularmente eficiente. Então, resolvi abrir a primeira academia de spinning em Miami.

O spinning não era conhecido no início dos anos 1990 como é agora. Lembro-me de ouvir as pessoas comentando: "Bicicletas em uma sala? Que estranho. Quem vai querer andar de bicicleta numa sala?" No entanto, achei que seria maravilhoso: uma atividade física de alta intensidade em apenas 45 minutos, com a camaradagem de um grupo, mas baseada no desempenho individual. Entrei de cabeça e investi na abertura dessa academia. Quando abri as portas, dei uma boa olhada no meu extrato bancário – eu tinha investido tudo nessa oportunidade. Não havia como voltar atrás. Tinha de funcionar.

No início, era apenas eu. Eu era o instrutor. Eu era o recepcionista. Eu cuidava de oito turmas por dia. Abria as portas, recebia as pessoas, cobrava, subia na bicicleta, ensinava, descia da bicicleta, abria a porta para saírem, deixava outras entrarem, cobrava, e assim por diante.

A novidade se espalhou. Em um mês, todas as turmas estavam lotadas. Tinha uma lista de espera. Foi surpreendente.

As bicicletas tinham chegado ao sul da Flórida. As pessoas adoravam!

Quando consegui um grupo realmente leal, percebi que alguns membros eram muito entusiastas. Um grupo de mulheres vinha junto para a aula; eram mulheres bonitas que estavam um pouco acima do peso, talvez uns 15 quilos. Então, começaram a vir duas vezes por dia.

E eu pensei comigo mesmo: "Oh, meu Deus, isso vai ser ótimo". Eram mulheres incríveis, e era gratificante vê-las nas aulas todos os dias. Eu trabalhava duro, elas também, e eu sabia que essa parceria traria benefícios a ambos os lados. Elas iam perder o peso desejado, e eu ia ter a satisfação de ajudar pessoas a fazer transformações, como eu tinha me proposto. Estava muito entusiasmado! Elas se sentiriam ótimas, e contariam para as amigas como tinham perdido peso... mal podia esperar para ver essas mulheres se transformarem. Estavam tão comprometidas com as aulas que eu sabia que seria a primeira vez na vida delas a se saírem tão bem com um programa de atividade física.

Passou-se uma semana, e depois duas, e depois um mês, mas as transformações esperadas não aconteceram.

A REVOLUÇÃO DE 22 DIAS

Elas ainda faziam exercícios comigo duas vezes por dia, mas a aparência delas era a mesma. E eu pensava: "Isso não tem sentido. O que está acontecendo?"

Quando recorri ao meu cérebro analítico e comecei a procurar pelas soluções, percebi que tudo estava relacionado aos hábitos. As minhas clientes tinham desenvolvido o hábito do exercício, mas não tinham desenvolvido hábitos relacionados à alimentação saudável. Não tinham nenhuma consciência do que ingeriam, e isso as atrapalhava.

E o hábito de se exercitar não tinha a ver com exercícios e resultados. Tinha a ver com socialização. Todas elas se encontravam às 9 da manhã e vinham de carona umas com as outras para fazer a minha aula, onde riam e conversavam. Depois, voltavam e faziam exercícios de novo, mas não estavam pensando nos exercícios. Estavam passando um tempo juntas e se divertindo. Com certeza, suavam muito durante as minhas aulas, e sabiam disso. Já que o hábito era a diversão e não o resultado, e já que toda aquela atividade fazia com que sentissem que estavam queimando muitas calorias durante a aula, portanto, podiam comer o que bem desejassem na hora do lanche, e elas não perdiam nenhum grama. Estavam comendo mais do que estavam queimando, e o peso jamais diminuiria, a menos que mudassem a alimentação. Sabia que conseguiria ajudá-las a atingir suas metas, mas é claro que não queria ofendê-las.

Afinal, se vinham às aulas, eu tinha como responsabilidade ajudá-las a obter todo o benefício possível. Queria que tivessem a transformação que estava bem ao seu alcance.

Então, fiz um plano. Um dia, eu as abordei depois da aula e perguntei se me ajudariam com uma pesquisa que estava fazendo. Todas concordaram, com o entusiasmo de sempre, e expliquei o que o programa faria:

– Estou questionando a maneira como encaramos atividade física e alimentação. Gostaria de observar o quanto a atividade física pode ser eficaz com uma alimentação à base de vegetais.

Da mesma maneira que estou desafiando você, desafiei aquelas mulheres a alterarem o foco, pensando em uma alimentação saudável, limpa, orgânica e à base de vegetais – frutas, hortaliças e cereais. Pedi que eliminassem todos os alimentos industrializados que costumavam consumir, e o *fast food*, e os bifes, queijos e... Você já entendeu. Em vez de uma mesa cheia de alimentos que estavam causando todos os problemas de saúde e

62

de peso delas, eu as desafiei a encher a mesa de verduras, legumes, quinoa, arroz integral, leguminosas, maçãs, peras, melancias e outros alimentos frescos maravilhosos. Como diz Michael Pollan: "Se veio de uma planta natural, coma; se foi feito numa planta fabril, não coma".

Sabia que, se elas seguissem o programa, veriam resultados. Disse a elas que, depois de se acostumarem a esse novo estilo de alimentação, não mais sentiriam ansiedade por alimentos muito processados e mortos, e sentiriam o aumento de energia, sono melhor, humor melhor e menos gorduras corporais. Perderiam peso e ficariam mais saudáveis.

Foi uma experiência maravilhosa para mim, pois realmente reunia tudo o que eu tinha me esforçado muito para estudar: psicologia, fisiologia, anatomia e nutrição.

Ao longo das semanas seguintes, essas mulheres seguiram os meus cardápios, alimentando-se de verduras, frutas e grãos. Cozinhavam em casa. Preparavam e compartilhavam as saladas umas com as outras, em vez de se deleitar com lanches cheios de gordura saturada, carboidratos refinados e todas essas coisas que o organismo delas nem queria. Não fizeram mais as refeições com farinhas refinadas, carnes, aves, peixe, queijo nem ovos. Comiam frutas frescas, hortaliças vibrantes, cereais maravilhosos, e sabe o que aconteceu?

Os resultados apareceram!

Em poucas semanas, essas mulheres – que tinham feito exercícios físicos duas vezes por dia durante um mês sem nenhuma perda de peso – começaram a eliminar os quilinhos que desejavam e ficaram mais saudáveis e mais felizes. Mudando seus hábitos alimentares, elas tiveram êxito. Juntas, perderam 50 quilos em seis semanas.

Todas se transformaram.

Cada uma delas.

Alimentando-se de vegetais.

ALIMENTOS DE VERDADE TÊM SABOR E BENEFÍCIOS DE VERDADE

"Nunca imaginei que pudesse ter tanta energia."

"O meu estômago não dói mais."

"Nunca imaginei que poderia ser tão delicioso."

A REVOLUÇÃO DE 22 DIAS

"Agora, todos os meus amigos querem experimentar."

Esses são alguns dos comentários típicos que ouço de pessoas que mudaram para uma alimentação à base de vegetais. Muitos de nós nos acostumamos a nos sentir cansados e enjoados, inchados e desanimados diariamente.

Quando nos acostumamos a comer as comidas "Frankenstein" em vez de comidas de verdade, ficamos tão habituados a rajadas de sabores artificiais que, quando experimentamos um sabor de verdade, as nossas papilas gustativas não sabem o que fazer. Depois de tanto sabor artificial de limão, é como se as papilas gustativas ficassem confusas diante do toque cítrico natural do limão de verdade; é tanto sabor artificial de cereja que, quando comemos de fato uma cereja, as nossas papilas, tão nocauteadas pelos fortes sabores químicos, não conseguem apreciar o gosto fresco, vibrante e suculento que agora têm na boca.

Quando uma pessoa elimina as comidas Frankenstein da dieta, acontece algo mágico. Depois de alguns dias, as papilas ressuscitam. De repente, compreendemos o gosto de uma cenoura, de uma maçã. O sabor de uma manga. Como o sabor doce é de verdade.

Se você seguir o programa pelos 22 dias, vai desfrutar de resultados poderosos. O peso vai ser eliminado. A alegria de viver vai aumentar. Ao adquirir novos hábitos, vai se sentir cada vez melhor – e vai aprender que de fato gosta de consumir hortaliças e frutas diariamente.

Vai se surpreender e começar a desejar esses alimentos frescos e deliciosos.

Os alimentos que compõem uma dieta equilibrada à base de vegetais podem ser completamente novos para você ou podem fazer parte de sua alimentação atual, mas tenha certeza de que, quando completar os 22 dias, eles serão o esteio de uma alimentação deliciosa e rejuvenescedora.

- **Proteína vegetal:** Existem toneladas de diferentes tipos de fontes de proteína nas dietas à base de vegetais, de feijões e lentilhas a opções menos lembradas, como a batata-doce e o espinafre.
- **Oleaginosas e sementes:** Cheias de gorduras saudáveis e de proteína, é com elas que você pode fazer bons lanchinhos, além de acrescentá-las em saladas e guarnições. Experimente a linhaça, a chia, as amêndoas (e o leite de amêndoa), a abóbora e as sementes de girassol.

OS VEGETAIS REINAM

- **Verduras:** Esta é a fonte de todo tipo de vitaminas e minerais saudáveis, bem como de fibras. Folhas verdes e escuras são a prioridade, mas isso não significa que você não possa misturar outras folhas de vez em quando.
- **Frutas e outras hortaliças:** Satisfaça a vontade de doce com manga, banana e pera, mas também com hortaliças vibrantes, como pimentão e beterraba. Quanto mais cor, melhor.
- **Amido saudável:** Nem todo amido é ruim. É preciso ter consciência das escolhas e consumir os que oferecem muitos nutrientes, como a batata-doce, a abóbora, o arroz integral, a quinoa e a aveia em flocos.

O objetivo da Revolução de 22 Dias é que você volte a consumir os frutos que a natureza nos proporciona: todas essas hortaliças saborosas, as frutas adocicadas, os grãos crocantes e deliciosos, em seu estado mais natural possível. Com minhas receitas simples e deliciosas, não é preciso um chef para que você coma como se tivesse um.

Se nos alimentamos de vegetais e nos afastamos dos alimentos refinados e maléficos, caminhamos muito em direção a uma melhor qualidade de vida e à perda do excesso de peso. É verdade! Muitas das doenças que nos atacam, da diabetes à pressão alta, do ataque cardíaco à obesidade e a acne, são resultado de imprudência alimentar e vida sedentária. O que acontece quando mudamos para uma alimentação à base de vegetais verdadeiros, como couve-flor, maçã, brócolis, laranja, frutas vermelhas, quinoa, feijão-preto e manjericão? Uma revolução completa na vida e na saúde!

4

NOSSO ALIMENTO = NOSSA SAÚDE

MARLIS É UMA MULHER BONITA, ATIVA, que tinha por volta de 60 anos quando a conheci. Tinha sido magra na juventude, mas, ao envelhecer, ganhou 5 e, depois, 10 quilos, que ela atribuía à idade. Não chegava a estar acima do peso, mas sentia-se apática e cansada, imputando isso também à idade. Marlis sentiu vontade de experimentar a Revolução de 22 Dias depois de passar férias com o filho que tinha feito o programa, gostado muito e se alimentava à base de vegetais. Como ela gostava de cozinhar, adorou preparar e saborear novos pratos e, logo, se apaixonou pela sensação de comer alimentos limpos, orgânicos e livres de crueldade. A energia dela foi às alturas e ela perdeu aquele pesinho teimoso que considerava um efeito natural do envelhecimento, além de passar a dormir muito melhor.

Quando completou os 22 dias do programa, Marlis percebeu que antes nunca tinha se preocupado muito com o que ingeria: de onde vinha ou como tinha sido cultivado. Ficou encantada com a sensação de energia abundante, sono melhor e bom humor que vinha sentindo, e tinha orgulho das escolhas que fazia.

Ela permaneceu um mês com o filho e, quando voltou para casa, conservou o novo estilo de vida, que já parecia ser a sua segunda pele. Um pouco depois, chegou o momento de fazer o seu *checkup* anual, inclusive exames de sangue.

O médico solicitou que ela fosse ver os resultados. Como isso não era usual, ela ficou preocupada. Só telefonam quando há algo errado, certo? E, se pedem para você ir até o consultório, é porque alguma coisa não vai bem mesmo.

Muito temerosa, ela entrou no consultório do médico, já se preparando para o pior.

– O que você andou fazendo de diferente? – o médico lhe perguntou. Maris disse:

– Eu saí de férias com meu filho, e ele estava com uma nova alimentação. Então eu experimentei e gostei muito. Estou me alimentando só de vegetais agora.

E o médico disse:

– Seja lá o que for, não pare! Há anos os resultados dos seus exames não eram tão bons!

Marlis ficou encantada de saber que a sua taxa de colesterol tinha baixado, a de glicose também e, embora nunca tivesse excesso de peso, também tinha perdido aqueles quilos indesejáveis. Sentiu-se grata por ter descoberto esse estilo de vida à base de vegetais, e até orgulhosa por ter tomado a iniciativa de explorá-lo.

Sempre digo que a nossa saúde é a parte de nossa vida que não podemos delegar a outra pessoa. Os pensamentos, as atitudes e os hábitos diários podem roubar-lhe a saúde e fazer com que ganhe peso ou, então, que se conserve magro, saudável e vivo.

ALIMENTAR-SE PARA TER SAÚDE E VITALIDADE

Se uma pessoa percebe que algo que sempre fez sem muita consciência tem sido prejudicial, ela não iria parar com isso? E se o que ela estivesse fazendo também sem consciência fosse o motivo de estar pesada, cansada e doente? Claro que iria parar. Quem deseja pesar 20 ou mesmo 5 quilos a mais do que deveria? Quem prefere não participar das alegrias da vida porque tem de ir ao médico constantemente, ou pior, ao hospital? Ninguém!

Portanto, eis os fatos: se você está acima do peso ou obeso, se está cansado o tempo todo, se tem sintomas de diabetes ou de doença cardíaca, se sente dores de cabeça, azia, estômago pesado, acne... é provável que a fonte disso seja a sua alimentação. Tudo o que você consome e que vem em embalagens plásticas com cores fluorescentes é responsável por você se sentir gordo, cansado e doente. Todos os produtos de origem animal industrializados, os laticínios e os produtos adoçados pelos quais você anseia estão na verdade prejudicando você!

Então, o que você vai fazer?

Se está pronto para começar a consumir um alimento que vai fazer você ficar mais saudável, mais forte, mais esguio e mais feliz, o mapa da saúde está em suas mãos. Afinal, o alimento pode ser a melhor fonte para a nossa saúde, e consumir vegetais significa oferecer a si mesmo a melhor saúde possível. Ao eliminar os produtos de origem animal, como carnes, laticínios e ovos, e consumir vegetais, frutas, hortaliças e cereais, podemos reverter tendências e nos tornar mais saudáveis em vez de mais adoentados, mais fortes em vez de mais fracos.

A ALIMENTAÇÃO À BASE DE VEGETAIS É MUITO MELHOR

A alimentação mais nutritiva e mais adequada ao nosso organismo consiste em alimentos naturais, alimentos que vêm da terra. Uma pesquisa científica demonstrou que veganos e vegetarianos apresentam taxas mais baixas de câncer, derrame e doenças cardíacas (estas últimas que, nos Estados Unidos, ainda são a principal causa de morte). Os veganos são mais magros. Os veganos são mais saudáveis. Os veganos vivem mais. Não é exagero mencionar esses benefícios da alimentação à base de vegetais.

Assim como estar em boa forma e fortalecido pode ter origem em nossas refeições, estar acima do peso ou com taxas altas de colesterol, pressão alta, diabetes ou asma, também. Mude a sua alimentação e você mudará sua condição de saúde! Está provado que comer frutas e hortaliças reduz a taxa de colesterol, diminui a pressão sanguínea, previne e até reverte a diabetes, reduz os ataques de asma e melhora o metabolismo corporal, estimulando uma queima mais eficiente de calorias.

Se uma pessoa deseja perder peso e conservar essa perda, a alimentação à base de vegetais é a melhor maneira de conseguir isso. Os vegetais têm menos calorias, mais fibras e menos gordura ruim por grama do que a carne. Em vez de uma refeição rápida comum, tipo *fast food*, podemos comer uma grande salada com homus, feijão,

A REVOLUÇÃO DE 22 DIAS

verduras picadas e um molho simples, além de 6 xícaras de frutas como sobremesa. É muito mais comida do que alguém consumiria em uma refeição, portanto, é possível perceber que essa dieta satisfaz e oferece mais nutrientes e menos calorias. Por isso, ensino os meus clientes a equilibrar o treinamento com a nutrição – alimentar-se de vegetais e praticar atividade física é uma combinação imbatível.

Mesmo que a pessoa ainda não tenha o hábito de se exercitar, só comer vegetais já ajuda a perder peso. De acordo com o dr. Neal Barnard [médico e pesquisador norte-americano, autor de diversos livros sobre nutrição, defensor da alimentação à base de vegetais e crítico de práticas científicas que considera prejudiciais à saúde humana], uma dieta à base de vegetais acelera o metabolismo corporal, queimando calorias até 16% mais rápido do que o organismo faria com uma dieta à base de carne. De acordo com pesquisas feitas na Escola de Saúde Pública da Universidade Loma Linda, os veganos são, em média, 13 quilos mais leves que os consumidores de carne. Esse é o valor de comer vegetais.

O fato é que, se você consumir uma alimentação bem equilibrada à base de vegetais e permanecer em atividade ao longo do dia, é possível perder o peso que deseja. Mesmo que não tenha um treinador nem frequente uma academia, isso é possível. Um relatório de 2006 sugeriu que perder peso sendo vegetariano não depende de fazer exercício. Como isso é possível? O alimento vegano é acumulado e queimado num processo diferente do alimento não vegano. Uma alimentação à base de vegetais ajuda o organismo a *queimar mais calorias depois das refeições*, ao passo que a carne e os alimentos industrializados são acumulados como gordura, levando à queima de menos calorias.[1] É possível ser extremamente saudável com uma dieta sensata, desde que bastante ativo em geral, mesmo não frequentando uma academia duas vezes ao dia.

A melhor coisa que podemos fazer para nós mesmos é aliar atividade física a uma alimentação saudável. O que devemos evitar é atividade física com dieta pobre. Como vimos com os meus primeiros clientes de spinning de Miami, se alguém faz muito spinning ou corrida ou treino de resistência, mas continua se alimentando do tipo de comida repleta de carne e

---

1 Berkow SE, Barnard N. Vegetarian diets and weight status. Nutr Rev. abr. 2006;64(4):175-188. Disponível em: http://dx.doi.org/10.1111/j.1753-4887.2006.tb00200.x.

NOSSO ALIMENTO = NOSSA SAÚDE

gordura servida nas lanchonetes, supermercados e lojas de conveniência, nunca vai perder peso nem se sentir em boa forma. Primeiro, você provavelmente está consumindo mais calorias do que queima, portanto, nunca perde peso. Segundo, ao se exercitar, está sobrecarregando o seu organismo, causando inflamações, sem oferecer ao corpo os alimentos de que ele precisa para se reabastecer. Portanto, está se prejudicando em dobro.

Consumir uma dieta bem equilibrada à base de vegetais, rica em mangas e laranjas, melões, painço, feijão-preto, couve e pimentões e muitos outros vegetais deliciosos que existem por aí, é a maneira de obter a quantidade certa de calorias e auxiliar o seu organismo a reduzir inflamações. Exatamente do que precisamos para nos sentir em plena forma.

VEGETAIS, NÃO CÁPSULAS!

Se você está preocupado com a saúde, gostaria que pensasse um pouco em como essas inquietações talvez sejam bem semelhantes às de seus conhecidos e dos conhecidos deles. Na sua rua, na sua cidade e em todo o estado, no país inteiro, as pessoas estão sofrendo com uma saúde precária devido aos alimentos que consomem. O problema é bem conhecido de qualquer um que tenha artérias entupidas, excesso de gordura no abdome ou fígado, e de todos os médicos que precisam explicar a seus pacientes que a saúde deles está em risco. É também uma preocupação nacional.

Os norte-americanos estão ficando mais doentes e mais gordos, enquanto os custos com a saúde continuam crescendo. Doenças cardíacas lideram as causas de morte nos Estados Unidos, seguidas de câncer.[2] Antes de mais nada, o melhor plano seria não ficar doente, não é mesmo?

Foi o que o governo finlandês decidiu na década de 1970, quando os médicos perceberam que a população estava morrendo de doenças que podiam ser evitadas muito cedo.[3] Homens jovens estavam morrendo

---

2   James JT. A new, evidence-based estimate of patient harms associated with hospital care. Journal of Patient Safety. set. 2013 [acesso em 21 nov. 2014];9(3):122-128. Disponível em: http://journals.lww.com/journalpatientsafety/Fulltext/2013/09000/A_New,_Evidence_based_Estimate_of_Patient_Harms.2.aspx.

3   Community-based programmes. World Health Organization. [acesso em 25 jun. 2014]. Disponível em: http://www.who.int/chp/about/integrated_cd/index2.html.

A REVOLUÇÃO DE 22 DIAS

de ataque cardíaco! Durante cerca de dez anos, foram tomadas medidas para mudar a maneira como as pessoas se alimentavam: diminuindo a quantidade de gorduras saturadas de origem animal (como a manteiga) e aumentando a quantidade de produtos frescos. Em 1995, a mortalidade entre homens de 30 a 64 anos devido a doenças cardíacas tinha sido reduzida em 65% na Finlândia.

Porém, nos Estados Unidos, onde temos tanto orgulho de nosso estilo de vida e de nossas conquistas, continuamos consumindo alimentos que, como nós já sabemos, de fato ameaçam seriamente a saúde e a longevidade. Apesar de todas as pesquisas sobre a importância do consumo de vegetais, há uma pressão imensa para continuarmos a comer mal. Em 2012, os restaurantes de *fast food* investiram 4,6 bilhões de dólares na propaganda de seus alimentos para crianças. É muito esforço para nos convencer a continuarmos nos alimentando com produtos processados e gordurosos que estão nos deixando doentes![4]

Uma pesquisa com meio milhão de pessoas com idade entre 50 e 71 anos determinou que aquelas que se alimentavam com mais carne vermelha também apresentavam os mais altos índices de massa corporal (IMC), se exercitavam menos e comiam menos frutas e hortaliças. Entre as que mais comiam carne vermelha e carne industrializada, o risco de morrer de câncer ou de doença cardiovascular era maior.[5] De acordo com o Comitê Consultivo de Orientações Alimentares, as dietas à base de vegetais estão associadas a um risco menor de doenças cardiovasculares e mortalidade precoce.[6]

Um relatório publicado em 2013 no *Permanente Journal* recomendou aos médicos que aconselhassem os pacientes a comer vegetais. De acordo com esse relatório, consumir vegetais é uma estratégia barata e de alto custo-benefício para as pessoas ficarem melhores e não doentes. O relatório definia alimentação saudável como alimentação à base de vege-

---

4   Fast foods FACTS in brief. Fast food FACTS. [acesso em 18 ago. 2014]. Disponível em: http://www.fastfoodmarketing.org/fast_food_facts_in_brief.aspx.

5   Sinha R et al. Meat intake and mortality: A prospective study of over half a million people. Arch Intern Med. mar. 2009;169(6):562-571. Disponível em: http://dx.doi.org/10.1001/archinternmed.2009.6.

6   Dietary Guidelines Advisory Committee. Dietary guidelines for Americans. Washington, DC: Agriculture Research Service, U.S. Department of Agriculture, U.S. Department of Health and Human Services;2010.

NOSSO ALIMENTO = NOSSA SAÚDE

tais: "uma dieta que incentive os alimentos integrais, à base de vegetais e desencoraje as carnes, os laticínios e os ovos, bem como todos os alimentos refinados e industrializados".

Esse estudo ainda afirma que consumir vegetais em vez de alimentos industrializados pode baixar o índice de massa corporal, a pressão arterial e o colesterol. E mais: pacientes que começam a consumir vegetais talvez necessitem de menos medicamentos. Essa é uma notícia incrível para as pessoas que se preocupam com diabetes, pressão arterial e doenças cardiovasculares.

Uma alimentação à base de vegetais pode ajudar o organismo a se recuperar de anos de danos provocados pelo consumo de carne e alimentos industrializados. A alimentação é a melhor medicina.

Vejamos como os vegetais podem auxiliar:

OBESIDADE. Os pesquisadores têm demonstrado que existe uma associação positiva entre a obesidade e o consumo de carnes.[7] Em 2006, uma revisão de 87 pesquisas publicadas descobriu que uma alimentação vegana ou vegetariana ajuda as pessoas a perderem peso. Também relatou que as populações vegetarianas apresentam índices mais baixos de doenças cardíacas, pressão alta, diabetes e obesidade.[8]

DIABETES. Você deseja melhorar os efeitos da insulina e diminuir a resistência a ela? Coma vegetais. Em uma pesquisa clínica com pessoas com diabetes tipo 2, 43% dos submetidos a uma dieta vegana melhoraram os efeitos da insulina e diminuíram a resistência.[9] Outro estudo demonstrou que os vegetarianos apresentam aproximadamente metade do risco de desenvolver diabetes do que os não vegetarianos.[10]

---

7   Wang Y, Beydoun MA. Meat consumption is associated with obesity and central obesity among U.S. adults. Int J Obes (Lond). jun 2009;33(6):621-628. Disponível em: http://dx.doi.org/10.1038/ijo.2009.45.

8   Berkow SE, Barnard N. Vegetarian diets and weight status. Nutr Rev. abr. 2006;64(4):175-188. Disponível em: http://dx.doi.org/10.1111/j.1753-4887.2006.tb00200.x.

9   Barnard ND et al. A low-fat vegan diet improves glycemic control and cardiovascular risk factors in a randomized clinical trial in individuals with type 2 diabetes. Diabetes Care. 29 ago. 2006;(8):1777-1783. Disponível em: http://dx.doi.org/10.2337/dc06-0606.

10 Vang A et al. Meats, processed meats, obesity, weight gain and occurrence of diabetes among adults: Findings from adventist health studies. Ann Nutr Metab. 2008;52(2):96-104. Disponível em: http://dx.doi.org/10.1159/000121365.

Pressão alta. Em outro relatório, de 2010, o Comitê Consultivo de Orientações Alimentares informou os departamentos de Agricultura e Saúde Pública norte-americanos que as dietas vegetarianas estavam associadas a menor pressão arterial sistólica e menor pressão arterial diastólica.[11]

Doenças cardíacas. Os vegetais também são um tratamento eficaz para doenças coronarianas. Nos Estados Unidos, um dos maiores nomes no que diz respeito a tratamento para doenças cardíacas, dr. Dean Ornish, acredita que mudanças no estilo de vida – incluindo a adoção de uma dieta à base de vegetais – podem ter um impacto positivo sobre o bem-estar. O Lifestyle Heart Trial, estudo que relaciona estilo de vida e a saúde do coração, pesquisou os efeitos de mudanças de estilo de vida intensas sobre a arteriosclerose. A dieta à base de vegetais de Ornish sugere que gorduras representem 10% das calorias, as proteínas, de 15% a 20%, e os carboidratos, de 70% a 75%. O colesterol se restringiria a 5 miligramas diárias. Depois de apenas um ano, 82% dos pacientes, diagnosticados com doença cardíaca, que seguiram essa orientação, apresentaram índices de regressão da arteriosclerose. Enquanto isso, mais da metade dos pacientes do grupo controle – que não fizeram a dieta à base de vegetais – apresentou piora da arteriosclerose.[12] Depois de cinco anos, o grupo que seguiu o programa apresentou melhorias semelhantes aos resultados dos pacientes que tinham tomado medicamentos.[13]

Coma vegetais! Pressão arterial mais baixa, menor incidência de diabetes, regressão da arteriosclerose... é evidente que os vegetais são a melhor escolha para todas as pessoas, sobretudo para quem está adoentado.[14] Se a comida que consumimos está nos adoecendo, comer vegetais pode ser tão benéfico quanto tomar remédios.

---

11 Dietary Guidelines Advisory Committee. Dietary Guidelines for Americans. Washington, DC: Agriculture Research Service, U.S. Department of Agriculture, U.S. Department of Health and Human Services;2010.

12 Ornish D et al. Can lifestyle changes reverse coronary heart disease? The lifestyle heart trial. Lancet. 21 jul. 1990;336(8708):129-133. Disponível em: http://dx.doi.org/10.1016/0140-6736(90)91656-U.

13 D. Ornish et al. Intensive lifestyle changes for reversal of coronary heart disease. JAMA. 16 dez. 1998;280(23):2001-2007. Disponível em: http://dx.doi.org/10.1001/jama.280.23.2001.

14 Nutritional update for physicians: Plant-based diets. Perm J. 2013;17(2):61-66.

NOSSO ALIMENTO = NOSSA SAÚDE

Por que contar com receitas médicas quando podemos desfrutar de pratos repletos de verduras e cereais maravilhosos e obter os mesmos benefícios?

Adote o poder dos vegetais, e não das cápsulas!

~~ANIMAL~~, MINERAL, VEGETAL

Não é preciso comer animais para obter todas as vitaminas e minerais. Esse é um engano comum, sobretudo entre pessoas que não viram muitos veganos e vegetarianos em boa forma e saudáveis. Sou questionado sobre como obter proteínas suficientes, ferro suficiente, cálcio suficiente – e fico satisfeito de informar que é possível obter tudo que precisamos com uma alimentação à base de vegetais (exceto a vitamina B_{12}, como vamos tratar adiante).

Vamos pensar um pouco. De onde vem toda a nutrição dos animais que temos consumido? Dos vegetais! Os vegetais são a fonte original de todos os minerais dos animais que consumimos. Pesquisas demonstraram que, em uma comparação entre vegetarianos e não vegetarianos, os vegetarianos estão comendo mais magnésio, potássio, ferro, tiamina, riboflavina, ácido fólico e vitaminas e menos gorduras.

Todas as vitaminas e minerais dos alimentos têm um papel importante na nossa saúde. Como veremos adiante, os micronutrientes são essenciais para a saúde da pele, dos órgãos, do sangue, dos ossos e dos músculos. Uma refeição vegetariana rica em nutrientes vai nos deixar mais magros e, a longo prazo, mais saudáveis.[15] Ao mesmo tempo, a chave é consumir refeições bem equilibradas. Comer uma variedade de frutas e hortaliças é a melhor maneira de garantir todos os nutrientes energéticos, minerais e as vitaminas A, B e C. É também uma bela maneira de garantir todas as gorduras, carboidratos e proteínas de que o corpo necessita.

---

15 Farmer B et al. A vegetarian dietary pattern as a nutrient-dense approach to weight management: An analysis of the national health and nutrition examination survey, 1999-2004. J Am Diet Assoc. jun. 2011;111(6):819-827. Disponível em: http://dx.doi.org/10.1016/j.jada.2011.03.012.

ANOTE OS BENEFÍCIOS!
ADOTAR A REVOLUÇÃO DE 22 DIAS AJUDA A...

- ... **COMBATER A DIABETES**. Cerca de 370 milhões de pessoas estão convivendo com a diabetes e, de acordo com a Federação Internacional de Diabetes, calcula-se que, em 2030, esse número chegará a 550 milhões. É possível prevenir completamente a diabetes tipo 2, e muitas pesquisas sugerem que uma alimentação à base de vegetais pode auxiliar a afastar essa doença.

- ... **REDUZIR A PRESSÃO ARTERIAL.** Inúmeras pesquisas, inclusive da Faculdade de Saúde Pública de Harvard, sugerem que uma alimentação cheia de frutas e hortaliças ajuda a controlar a hipertensão. Um em cada três adultos norte-americanos sofre de pressão alta, ou seja, está mais exposto ao risco de sofrer de uma doença cardíaca e derrame – duas causas que lideram os índices de causas de mortalidade nos Estados Unidos.[16]

- ... **CONSERVAR A SAÚDE DO CORAÇÃO**. Os pesquisadores de Harvard acompanharam os hábitos relacionados à saúde de cerca de 110 mil pessoas durante 14 anos e descobriram que, quanto maior o consumo de frutas e hortaliças, menores as chances de desenvolver doenças cardiovasculares. As pessoas cuja média de consumo era de 8 ou mais porções de frutas e hortaliças por dia tinham 30% menos chance de ter ataques cardíacos ou derrames, se comparadas com aquelas que consumiam menos de 1½ porção por dia.

- ... **PERDER PESO.** Muitas pesquisas sugerem que os vegetarianos tendem a consumir menos calorias e, portanto, pesar menos e apresentar índices de massa corporal (IMC) mais baixos do que os não vegetarianos. É mais provável que, optando por frutas, hortaliças e cereais integrais em vez de carnes, a pessoa se sinta mais saciada com menos calorias.

- ... **OBTER MUITA FIBRA.** As fibras nos "regulam", ajudando na digestão e prevenindo a constipação. Além disso, podem baixar as taxas de colesterol e de açúcar no sangue. Adotar uma dieta à base

---

16 Best heart-healthy diets. U.S. News & World Report. Health. [acesso em 21 nov. 2014]. Disponível em: http://health.usnews.com/best-diet/best-heart-healthy-diets.

de vegetais significa mastigar montes de frutas e hortaliças, que são repletas de fibras. Uma xícara de framboesas ou de ervilhas cozidas chega a ter 8 gramas de fibras ou mais, de acordo com a Mayo Clinic, uma organização sem fins lucrativos da área de serviços médicos e de pesquisas médico-hospitalares.

... ENXERGAR COM CLAREZA. Como sabemos, a vitamina A das cenouras ajuda a visão noturna. Os nossos olhos talvez possam nos agradecer por uma alimentação à base de vegetais, rica em espinafre, couve, milho, abóbora, kiwi e uvas. Os pigmentos luteína e zeaxantina desses alimentos são considerados capazes de prevenir cataratas e degeneração macular.

VEGETAIS, EM PROL DO MELHOR DA VIDA

Gostaria que você fizesse do resto da sua vida o *melhor* da sua vida.

Sempre que alguém me procura querendo reverter doenças cardíacas ou diabetes, ou perder 10 ou 20 quilos, percebo que há algo mais profundo ali... uma relação difícil com a comida, famílias cujos hábitos ruins o afetaram de forma negativa, ou insegurança no trabalho ou no relacionamento. Fico sabendo de doenças, solidão, incertezas e depressão.

O que digo a essas pessoas é que o nosso bem-estar mental e emocional está muito relacionado ao que comemos. A nutrição poderosa encontrada nos vegetais pode ajudar a aliviar depressões! Quando não estamos bem de saúde, quando não nos sentimos bem ou nos sentimos pesados, pouco atraentes ou letárgicos, tudo na vida parece mais difícil. Situações difíceis podem parecer esmagadoras ou insuperáveis. A nossa gentileza e compaixão pelos outros diminuem, seja com um estranho dirigindo devagar à nossa frente, seja com aquele amigo que sempre diz o que não deve. Depressão e alterações de humor já foram relacionadas à má nutrição, ao passo que consumir vegetais e obter todas as vitaminas e minerais pode acabar ajudando o emocional e propiciando uma sensação de bem-estar geral e de positividade.[17]

---

17 Depression and Diet. WebMD. [acesso em 18 ago. 2014]. Disponível em: http://www.webmd.com/depression/guide/diet-recovery.

A REVOLUÇÃO DE 22 DIAS

Os efeitos de se alimentar com vegetais são benéficos para a saúde e o bem-estar – e isso inclui todos os aspectos da vida. Quando nos sentimos muito bem, com o corpo vibrando de energia e nutrientes de uma alimentação à base de vegetais, tudo fica mais fácil. Desenvolver o hábito de consumir vegetais nos dá a energia para lidar com a vida – a energia para viver de forma positiva, gentil, com compaixão, fazendo as melhores escolhas, de forma a ser saudável por dentro e por fora.

PARTE DOIS

A POSTOS?

Comece sua jornada
para o sucesso

5

ESTRATÉGIAS COTIDIANAS PARA O SUCESSO

NOS RESTAURANTES CUBANOS, EXISTE uma plaquinha engraçada, com uma pequena frase: "*Hoy no se fia, mañana sí*" ("Fiado, só amanhã"). Claro que isso significa que *nunca* se faz fiado. Quantos regimes você já começou "amanhã"? Quantas tarefas domésticas chatas você vai fazer "amanhã"? A verdade é que esse "amanhã" não chega nunca.

Se você quer mudar, precisa estar pronto para começar hoje. A Revolução de 22 Dias se tornou um desafio coletivo e um movimento, mas é mais do que isso: trata-se de seu desafio pessoal, de sua revolução pessoal. Quando você vai começar, é com você. Quanto tempo vão durar os benefícios, é com você. Se deseja fazer uma mudança de fato e quer que essa mudança seja permanente, você consegue. Você pode mudar: basta *começar*.

SIGA AS PORÇÕES RECOMENDADAS

Durante as duas primeiras semanas, sobretudo, é muito importante ficar firme nas porções recomendadas. Ao mudar para uma alimentação à base de vegetais, você vai consumir menos calorias, pois as comidas são menos calóricas. Ao embarcar nesse programa, será preciso cortar os hábitos ruins, como comer em excesso e exagerar. Talvez seja desconfortável e talvez você se sinta com fome, mas isso não é problema. O seu corpo está se ajustando a tamanhos de porções adequados e você logo vai florescer sem o estresse de digerir comida demais.

A REVOLUÇÃO DE 22 DIAS

TAMANHO DAS PORÇÕES	
Feijões e leguminosas cozidas	½ a 1 xícara
Grãos cozidos, como arroz, quinoa, painço e aveia	½ a 1 xícara
Hortaliças	1 a 2 xícaras (se estiver com muita fome, acrescente 1 xícara de hortaliças sem tempero)
Frutas	1 xícara
Gorduras, como abacate	½ xícara
Oleaginosas, cruas e sem sal, e sementes	¼ de xícara
Azeite de oliva	1 colher de sopa
Vinagre, suco de limão-taiti ou de limão-siciliano para temperar	A gosto
Pasta de oleaginosas	1 a 2 colheres de sopa

Ao final dos 22 dias, o seu corpo vai estar ajustado ao tamanho das porções recomendadas e você vai conseguir comer intuitivamente sem exagerar. O objetivo é desenvolver hábitos saudáveis e compreender a moderação.

Se estiver tentando perder peso, escolha a quantidade menor nas faixas indicadas acima. Se está entrando no programa devido aos milhares de benefícios para a saúde, sinta-se à vontade para desfrutar da quantidade maior.

Se não perceber os resultados que espera, verifique o tamanho de suas porções. Esse é o principal motivo de falhas no progresso do programa.

Recentemente, vi isso acontecer quando estava auxiliando a irmã de um amigo. Ele se saiu muito bem com a Revolução de 22 Dias – e se tornou um defensor vigilante, transformando a sua saúde e a de sua família – e queria envolver a irmã, Alison, nessa festa de vegetais. Insistiu durante dois anos até ela finalmente concordar. E, quando concordou, Allison entrou com tudo: encheu a cozinha de frutas, hortaliças e grãos integrais e mudou a maneira de comer.

Uma semana depois, quando ele a procurou para saber como estava se saindo, ela não tinha perdido nenhum grama. Como isso era possível? Ele me convocou. Como eu a conhecia havia muitos anos, fui até a casa dela para descobrir o que ocorria. Ela me convidou para almoçar, e eu

ESTRATÉGIAS COTIDIANAS PARA O SUCESSO

concordei, pois estava com fome e achei que seria uma ótima oportunidade de ver como ela usava o programa. Alison tinha preparado uma deliciosa salada de quinoa, cheia de hortaliças, ervas e verduras, e eu fiquei encantado de ver como essa mulher, que normalmente teria feito um sanduíche de mortadela no pão branco com mostarda bem amarela, tinha evoluído.

Porém, enquanto observava, Alison se serviu de uma porção, depois de mais uma e ainda de uma terceira. Logo percebi por que tinha se desviado do caminho. Estava consumindo o alimento correto, na hora correta, com a mente correta. Mas estava comendo *demais*. Não estava prestando atenção às porções. E ainda não tinha chegado ao ponto em que conseguiria perceber o momento sutil de saciedade do corpo e a hora de pousar o garfo.

Assim que identificamos essa questão, e ela aprendeu a administrar suas porções, começou a perder peso.

Se uma pessoa está acostumada a comer demais, o caminho até conseguir comer a quantidade certa de comida pode parecer como estar com fome. Mas, desde que esteja consumindo três refeições bem equilibradas de 80-10-10 por dia, está obtendo os nutrientes adequados e oferecendo muito combustível ao organismo.

Você vai ser encorajado a comer com consciência ao longo de todo este livro, bem como a comer com moderação. Ter consciência ajuda o organismo a apreciar a comida, e comer com moderação também. Se você quer evitar dores de estômago e inchaços, se deseja perder peso, coma devagar e desfrute de cada bocado e pare quando tiver consumido a sua porção. Lembre-se de que leva 20 minutos para o seu corpo dar o sinal de que está saciado. A sensação de fome vai passar e, logo, você vai se sentir confortavelmente saciado. A essa altura do caminho, vai estar pronto para aprender a comer de acordo com o que sente.

No início, não se preocupe com a sensação de fome! Exercite a contenção a fim de estabelecer novos hábitos saudáveis e de obter os melhores resultados em termos de perda de peso.

Há pouco tempo, um amigo, um homem de 60 anos que finalmente acordou, me ligou, pois queria fazer essa dieta. Tivera uma consulta angustiante com o médico, que o convenceu de que, se não parasse de consumir carne vermelha e sobremesas substanciosas, iria ter um ataque cardíaco.

– Tenho de fazer o programa – ele me disse. – Quero mesmo fazer.

Fiquei muito feliz! Tratava-se de um amigo querido e, durante muitos anos, eu tinha tentado persuadi-lo a mudar. Por fim, ele estava pronto.

Enviei a ele o planejamento.

Ele me ligou de imediato, perguntando:

– O que acontece se eu tiver fome?

– Você vai saber que está fazendo tudo certinho – respondi.

– Como assim? O que isso significa?

Disse que o motivo de ele nunca ter sentido fome era comer em excesso.

– Por isso você pesa 140 quilos – expliquei, gentilmente. – Para ficar saudável, vai ser preciso passar por algumas coisas e pensar "quem me dera...".

Ele acabou compreendendo que teria que acolher a sensação de fome.

No início, ficou nervoso ao sentir o primeiro aperto no estômago. Mas conseguiu ir se acostumando com isso devagar e começou a procurar a sensação de saciedade, não de empanturramento. Ele já perdeu mais de 30 quilos e não se considera mais um candidato ao ataque cardíaco como foi antes. Há anos, não se sentia nem parecia tão bem.

LANCHINHOS

Durante os próximos 22 dias, você vai poder fazer alguns lanchinhos dia sim, dia não, no máximo, se necessário. Lembre-se: você está tentando se acostumar com apenas três refeições e, enquanto o seu corpo se ajusta a isso, talvez precise beliscar alguma coisa para sossegar. Há também espaço para sobremesas! Durante o seu programa Revolução de 22 Dias, você pode se deleitar com duas sobremesas cujas receitas estão no Capítulo 18.

Sugestões de lanchinhos:

- Oleaginosas cruas e sem sal (lembre-se da porção: ¼ de xícara)
- Um pedaço de fruta

ESTRATÉGIAS COTIDIANAS PARA O SUCESSO

- Pedaços de hortaliças com 2 colheres (sopa) de homus
- 1 colher (sopa) de manteiga de oleaginosa com aipo, maçã ou pera
- Meia porção de vitamina (receitas no Capítulo 18)

NADA DE BELISCAR À TOA

Durante a primeira e a segunda semana, você vai estar se acostumando a ter consciência de seus hábitos e aprendendo como é consumir uma alimentação à base de vegetais. É importante se comprometer com três refeições diárias – como também é importante se comprometer a ter consciência do que acontece entre essas refeições.

Marie tinha cerca de 20 anos e vinha lutando com o peso desde a adolescência. Resolveu tentar a alimentação à base de vegetais pela primeira vez depois de ler sobre o êxito de muitos que a tinham experimentado. Ela se comprometeu 100% com essa alimentação, mas os resultados não apareceram nos primeiros dias, e levou cerca de uma semana para ela perceber que o seu desafio não era só comer vegetais, era mudar os hábitos alimentares.

Marie gostava muito de beliscar. Quando embarcou no desafio, simplesmente trocou os lanchinhos que fazia por lanchinhos "à base de vegetais", embora não estivesse comendo vegetais, mas alimentos industrializados que tinham sido vegetais.

Como você vai ver nos cardápios, quando digo "lanchinho" ou "beliscar", me refiro a um pedaço de fruta, fruta mesmo – até um bebê identificaria. Só porque açúcar é vegano não significa que ele deva entrar na sua alimentação! Ao consumir lanchinhos à base de vegetais, coma frutas e hortaliças, e não batatas fritas, biscoitos, pretzels ou bolachas.

Marie teve de compreender o mecanismo relacionado aos seus lanchinhos. Não demorou a perceber que ela tinha uma amizade com a comida que era autodestrutiva. Ela comia (mais especificamente, beliscava) sempre que precisava se manifestar, comemorar, pensar, relaxar – qualquer sentimento em qualquer momento... daí o motivo de sempre se sentir vazia (a comida não resolve problemas, mas os complica, acrescentando sentimentos de fracasso). Assim que compreendeu que o hábito de beliscar estava atrapalhando os seus objetivos, começou a substituir esses hábitos ruins por outros mais saudáveis (no caso dela, palitos de vegetais para mastigar, pois adorava chips, ou fazer uma caminhada para se distrair ou dar um rápido telefonema para alguém querido), e tudo foi dando certo.

Marie perdeu 6 quilos durante os seus 22 dias. Continuou com a mesma alimentação depois do término, perdendo ao todo 21 quilos. Hoje, ela tem controle de sua saúde e alegria, e também adotou alguns hábitos, como surfar e correr, que a fazem sorrir.

NADA DE ÁLCOOL EM 22 DIAS

Vamos deixar isso bem claro: durante o tempo da Revolução de 22 Dias, por favor, evite bebidas alcoólicas. Vou lhe dar três razões: 1) você bebe calorias, 2) o álcool gera desidratação, que dá mais fome e pode baixar a sua força de vontade, levando a escolhas alimentares ruins e 3) o seu paladar vai começar a querer hábitos antigos. Mais adiante, depois de três semanas, quando seus hábitos tiverem mudado e você tiver começado a sentir os benefícios dessa alimentação, pode decidir se uma taça de vinho ou um copo de cerveja de vez em quando vão fazer parte de seu novo estilo de vida.

Eu me dei conta de como era importante ter consciência do consumo de bebida alcoólica durante a experiência de Beth, uma boa amiga e cliente, que me abriu os olhos com seu testemunho. Ela estava 18 quilos acima do peso e – como ela mesma confessou – sempre sofrendo com o efeito sanfona. De bom grado, ela experimentou a alimentação à base de vegetais e gostou de ver a quantidade de comida que poderia consumir enquanto melhorava a saúde, mas não conseguia fazer isso em 22 dias. Sua força de vontade desmoronava e ela escorregava para os padrões anteriores, antes de atingir seu objetivo. Por fim, concluiu que essa programação não servia para ela.

Eu queria saber mais, então pedi que me desse exemplos de suas refeições diárias. Tudo ia muito bem de segunda-feira até quinta à tarde, mas era aí que o caminho terminava. Quando perguntei o que ela comia nos finais de semana, ela disse:

– Bom, eu ainda continuo vegana, mas tenho de tomar uma vodca, que tem baixo teor calórico e pouco açúcar, comparada a outras bebidas.

Achei graça, pois Beth se orgulha de ser mestre em reorientação, e lá estava ela fazendo isso comigo. Eu disse:

– Não perguntei o que você bebe; perguntei o que você come.

Ela não pôde deixar de rir:

– Quando eu bebo, começo com consciência, mas, depois, me pego comendo batatas fritas, frituras e todas as coisas de que me privei... afinal, é fim de semana, e eu ainda estou "vegana"!

A questão com Beth não era ela estar bebendo as calorias – que é um de seus problemas –, mas voltar aos antigos hábitos e caindo na farra. Pior, no dia seguinte, ela acordaria com a atitude correta, mas à tarde o paladar e a mente já estavam ansiosos. Começava com o seguinte compromisso: "Vou tomar uma vodca e club soda, só uma, e nenhum aperitivo, só um legume cru". Uma bebida inevitavelmente a levava a três, e antes que se desse conta estava de volta à farra de comida e bebida do final de semana. No domingo, achava que esse regime não servia para ela.

Acabei convencendo-a de que sua saúde valia uma dose de 22 dias e que eu tinha certeza de que ela conseguiria. Ela passou pela primeira semana – a mais difícil – e sentiu um nível diferente de lucidez e energia na segunda semana. Quando chegou à terceira, estava animada, inspirada e ativa. Beth continuou com o programa e perdeu 20 quilos em cinco meses. Hoje, monitora a bebida e tem controle sobre sua alimentação. Beth é a primeira a dizer que, se ela consegue, qualquer um consegue. Quanto a mim, só quero que as pessoas tentem essa alimentação por 22 dias e deixem que esse programa aperfeiçoe o resto.

USE A BALANÇA

Recentemente, perguntei a um cliente quanto ele pesava. Ele disse:

– Não pisei numa balança desde a última vez que você esteve aqui. Nunca me peso. Tenho fobia de balança!

Não estava brincando. Tinha pavor de balança. Claro, não era da balança, era medo de falhar. Mas, sem checar, como você pode se sair bem?

A balança é uma companheira, portanto, convido você a se pesar todo dia de manhã. Uma vez que esteja seguindo esse programa, a balança ajuda o seu equilíbrio. Se você acha que está se alimentando direito e, no dia seguinte, sobe na balança e está pesando 500 gramas a mais do que no dia anterior, dá para dizer: "Opa, vou ajustar isso!" Subir na balança todos os dias ajuda a ficar de prontidão! Quando você se pesa, tem uma perspectiva objetiva de seu progresso. Não é pessoal. É matemática, e você fica ciente disso.

Comer sem consciência é como usar um cartão de crédito. Em geral, não temos ideia da soma total de nossas atitudes. Não ficamos contando cada centavo – não temos consciência. Mas, no final do mês, chega a conta e ficamos boquiabertos. "Quem gastou tudo isso?" Nós gastamos... Quando o banco começa a nos enviar cartas pelo correio – cheques devolvidos, saldo insuficiente, cheques devolvidos, saldo insuficiente –, já passamos do ponto em que é fácil voltar atrás.

Se não usamos a balança com regularidade, é a mesma coisa. Vamos ao médico uma vez por ano, subimos na balança e ele diz: "Você ganhou 9 quilos". No ano seguinte, mais 9. É assim que ganhamos peso. Ninguém sai de 54 quilos para 145 da noite para o dia! A gente vai de 54 para 55, 56, 57, 58, 59, 60 – e, se a pessoa não presta atenção, isso continua. É assim que ganhamos peso. É matemático! É difícil desmentir a balança. Dez quilos a mais, ano a ano, nos leva a uma posição em que é preciso batalhar mais para voltar ao peso saudável. E é muito mais fácil acumular do que perder. É muito mais fácil interromper a atitude no dia seguinte do que três meses depois.

Se você subir na balança e verificar que ganhou 500 gramas ou 1 quilo ou mais, verifique o seu dia. Pense no dia anterior. A balança nos ensina a ter consciência do que estamos fazendo.

Ela nos diz que está na hora de fazer uma verificação mental:

- Eu comi até ficar 80% satisfeito em todas as refeições?
- Será que eu bebi as minhas calorias?
- O meu sono foi bom?
- Fiz exercícios ontem?
- Quantas refeições fiz e o que comi?
- Eu belisquei?
- Comi sobremesas veganas em excesso?
- Comi comida vegana "Frankenstein" ou fiz uma alimentação de fato à base de vegetais?
- Para as mulheres: vou ficar menstruada?

A balança é um instrumento para a saúde. É como quando o médico escuta os nossos batimentos cardíacos ou analisa a glicose sanguínea. Trata-se simplesmente de uma medida. É preciso saber como estamos indo para o caso de precisar sacudir alguma coisa! Se o número da balança sobe em vez de descer, temos a oportunidade de analisar de perto os nossos hábitos.

CONCENTRE-SE EM SUA MOTIVAÇÃO

O que você precisa transformar? Os nossos motivos para ficarmos saudáveis são importantes para o nosso êxito. É essa motivação que vai nos manter na linha diante das tentações. É o que vai nos mandar fazer exercícios físicos em vez de ficar dormindo mais meia hora. É o que vai levar a um gesto em direção aos palitinhos de cenoura e não em direção à batata frita. As nossas motivações são muito importantes!

Algumas pessoas querem ficar magérrimas. O problema de perseguir a magreza é que se trata de uma situação temporária. É como tapar o sol com a peneira, uma abordagem insuficiente para um problema que é muito mais profundo que simplesmente ficar magro. Se uma pessoa decide perder peso devido a um evento próximo, por exemplo, um casamento, o que acontece depois dele? Ela volta a engordar, pois a motivação era temporária e não se sustenta. Se uma pessoa pensa em termos de entrar na igreja com o filho ou a filha em seu casamento daqui a vinte anos, trata-se de algo a longo prazo e muito mais sustentável.

Talvez você esteja começando esse programa porque teve uma conversa com o seu médico que o deixou preocupado. Fico feliz que tenha decidido a se responsabilizar pela sua saúde – mas ter o medo como motivação também não dura muito! Uma boa consulta médica e volta-se aos hábitos antigos. Por fim, o medo de morrer não é sustentável. Em vez disso, devemos considerar as razões para viver – e não apenas viver, mas viver bem –, pela família, filhos, cônjuge, alguém importante, irmãos, pais, avós, outros membros da família, amigos. Por nós mesmos. Pelo lindo mundo no qual vivemos. Para viajar. Para desfrutar de momentos maravilhosos na vida.

Mais do que ficar magro, mais do que viver para sempre, o desejo de viver bem e continuar a amar as pessoas que amamos é sustentável. É isso que nos faz levantar de manhã e ir para o trabalho. Certo? É isso que nos leva a sorrir e dar o melhor passo adiante. Se nos concentramos na motivação certa, fica mais fácil sustentar esse estilo de vida, mais fácil criar um sistema sustentável, mais fácil criar hábitos sustentáveis e mais fácil criar um estilo de vida que nos conduza a nos sentir como desejamos.

OS PILARES DO SUCESSO

O sucesso definitivo vem da combinação de diferentes fatores, e um causa impacto sobre o outro. Se você deseja florescer, se deseja desfrutar de uma vida íntegra e feliz, existem cinco pilares para conseguir isso.

PILAR 1: ALIMENTAÇÃO. Se você leu a primeira parte deste livro, já sabe bastante sobre uma alimentação adequada e os benefícios da nutrição. Se deseja ser saudável, deve prestar atenção ao que come. Deve comer vegetais!

PILAR 2: ATIVIDADE FÍSICA. Os benefícios da atividade física complementam a alimentação saudável e, combinando ambos, você faz um bom trabalho, fortalecendo coração, pulmões, músculos e ossos.

PILAR 3: SONO. Se deseja que a nutrição que você oferece ao seu corpo o ajude a se curar e a recuperar músculos e órgãos depois da atividade física, é preciso descansar. O sono adequado é fundamental para uma boa saúde. Ele ajuda a recuperar e a relaxar do estresse. É também fundamental para se sentir energizado ao longo do dia. As pessoas que não dormem direito fazem escolhas ruins e são mais irritáveis.

PILAR 4: ADMINISTRAÇÃO DO ESTRESSE. O estresse cobra um pedágio terrível de seu corpo, trabalho e relacionamento. Se não cuidar dos três primeiros pilares, o seu nível de energia afunda e o de estresse aumenta. Existem muitos aspectos da vida que podem aumentar os níveis de estresse: questões de trabalho, problemas em relacionamentos, notícias ruins sobre a sua saúde ou a saúde de algum ente querido. Comer bem, praticar atividades físicas suficientes e dormir bem são belas maneiras de administrar o estresse.

Pilar 5: Amor. Ter muito amor na vida é também um pilar para o sucesso. O ser humano não foi feito para sobreviver sozinho! Somos seres sociais que gostam de companhia, amizade, família e animais de estimação. O que nos leva a uma parte muito importante em relação a ser bem-sucedido em qualquer coisa que você faça: o apoio. Seus pais e filhos, irmãos e irmãs. Seus amigos. As pessoas que gostam de você. Os bichos que lhe oferecem amor incondicional. Quanto mais saudável você estiver, mais prontamente pode cuidar deles – e mais fácil será lhe oferecerem apoio. E mais prazeroso! Ninguém quer ser um fardo para a família. Conservar a saúde é essencial se desejamos que nossos entes queridos nos apoiem com alegria, em vez de dificuldade: quando temos filhos e constituímos família, quando competimos em maratonas, quando damos festas e celebramos conquistas. Trate-se com amor e gentileza e sinta-se prosperar!

COMO COMEÇAR AGORA MESMO

Onde você está agora? Que horas são? Se estiver se sentindo inspirado, a fim de começar a sua Revolução de 22 Dias, quero dizer o seguinte: você pode começar agora mesmo. Não é preciso esperar até amanhã. A folha em branco começa agora, neste instante, não importa onde esteja, não importa o que o relógio aponta. Se são 9 horas da manhã e a sua cozinha não tem alimentos saudáveis. Se é meia-noite e você está no aeroporto. Se são 3 da tarde e você está fazendo um intervalinho no trabalho. Se é domingo e você está prestes a se juntar aos amigos para jantar no restaurante preferido. Você pode começar *agora*.

1 **Respire fundo.** Tome uma decisão consciente a fim de se programar para o êxito. Depois, entre em ação.

2 **Esvazie a cozinha.** Se você tiver tempo para pôr mãos à obra, vá até a sua cozinha e comece a mudar já. A partir da página 117, você vai encontrar orientações específicas para saber como conseguir isso com o mínimo de dificuldade.

3 COMPRE ALIMENTOS FRESCOS. Você pode pular imediatamente para o cardápio do primeiro dia, na página 141, e ir comprar *hoje* os alimentos de que precisa para começar uma vida completamente nova. Na verdade, insisto que faça isso. Depois, durante os próximos dias, você pode continuar lendo e aprendendo como tudo isso funciona e como pode aproveitar ao máximo essa experiência.

4 LIGUE PARA O RESTAURANTE. Mesmo que você já tenha planos para o almoço ou o jantar, ainda assim pode começar agora. As pessoas que comem vegetais vão a restaurantes! Elas vão a festas! Se você já fez uma reserva para a próxima refeição e quer começar hoje, basta verificar o cardápio na internet e planejar. Já que não vai comer o que costuma comer, não precisa anunciar isso para os amigos, pode decidir com antecedência o que vai pedir. Não precisa ser desafiado, só precisa estar pronto. Encontre o cardápio. Leia-o. Se preferir, ligue antes e diga: "Oi, sou vegano. Estou procurando opções. Quero uma comida saudável e limpa". (Verifique as nossas orientações para comer em restaurantes na página 246.) Você também pode comer um punhado de amêndoas cruas antes de ir ao restaurante ou evento para garantir a sua força de vontade.

5 DURMA DO OUTRO LADO DA CAMA. Gostaria que você acordasse com uma sensação de algo diferente e de novidade. Você vai fazer isso mudando a maneira de dormir esta noite. Durma do outro lado da cama ou passe a noite no quarto de hóspedes. Quero que acorde amanhã com uma perspectiva renovada, com uma sensação de que algo está diferente. Você está prestes a dar início a mudanças de hábito e de vida, portanto, gostaria que acordasse no primeiro dia com uma nova perspectiva e com a consciência de que algo mudou. E, no 22º dia, você vai ver que o "algo" que mudou foi *você*.

6
REVOLUÇÃO DE 22 DIAS: CARTILHA DE NUTRIÇÃO

ENQUANTO VAI COMPRANDO E COZINHANDO nesse caminho traçado pelos cardápios, você vai obter uma saudável porção de gorduras, carboidratos e proteínas em todos os pratos, juntamente com vitaminas, minerais e fitonutrientes.

Uma refeição bem balanceada contém:

80% de carboidratos
10% de proteínas
10% de gorduras

Vamos analisar alguns aspectos específicos a seguir.

CARBOIDRATOS COMPLEXOS

Existe uma interpretação equivocada de que os carboidratos fazem mal. Existem tipos diferentes de carboidratos – simples e complexos – que podem ter impactos bem distintos em nossa alimentação e saúde. Os carboidratos simples são constituídos de uma ou duas moléculas de açúcar e são a forma mais rápida de energia, além de serem de fácil digestão. Quando escolher entre carboidratos simples, é melhor preferir os que são encontrados em alimentos como frutas e hortaliças, que são ricas em vitaminas, minerais e fibras, evitando-os em doces, refrigerantes e no açúcar refinado, que são pobres em vitaminas, minerais e fibras. Esse açúcar refinado e industrializado com frequência é denominado de "caloria vazia", pois apresenta pouco ou nenhum valor nutricional. Os carboidratos complexos têm três ou mais açúcares enfileirados em longas cadeias complexas (daí o nome) e são ricos em vitaminas e minerais e, muitas vezes, ricos também em fibras. Além disso, são de digestão lenta e, por tal motivo, propiciam energia constante. Os carboidratos complexos são encontrados em alimentos como cereais integrais, hortaliças e leguminosas. Quando consumimos carboidratos, o nosso organismo reage de duas maneiras: queimando-os, para obter energia, ou convertendo-os em gordura, que é armazenada nas células de gordura. Adivinhe qual dessas maneiras acontece com mais frequência? Assim que o açúcar é liberado no nosso trato digestivo, o pâncreas o detecta e libera insulina para lidar com ele. A insulina ajuda a regular o nível de açúcar do sangue (quanto mais açúcar, mais insulina é liberada) e ajuda a armazenar o excesso de açúcar no fígado e no tecido muscular, na forma de glicogênio, e nas células de gordura. Às vezes, o nosso organismo se esforça para consumir com rapidez o excesso de açúcar, liberando insulina demais, o que, por fim, leva à queda do nível de açúcar no sangue...

Imagine que você está fazendo as malas para viajar. Se colocar todas as roupas de uma vez na mala, fazendo uma bagunça, a mala vai ficar estufada. Se dispuser uma peça de roupa por vez, dobrando-a, tudo vai caber e ficar organizado. Assim como essa arrumação metódica da mala, depois que você come carboidratos complexos com fibra, o seu organismo consegue lidar com o armazenamento de energias, e os seus níveis de energia ficam equilibrados o dia todo. Por outro lado, assim como socar os pertences na mala, os carboidratos simples são rapidamente digeridos, gerando uma onda de açúcar na corrente sanguínea, uma situação caótica que não pode ser solucionada com facilidade. Com frequência, o nosso organismo exagera, liberando insulina demais para assimilar e acumular o açúcar, gerando uma queda de açúcar. E, então, você quer mais açúcar, e o ciclo vicioso recomeça.

Precisamos dos carboidratos, pois eles são o principal combustível do corpo (todos os tecidos e células de nosso corpo usam a energia do carboidrato), mas precisamos do carboidrato certo (frutas, hortaliças, cereais integrais, leguminosas) a fim de obter níveis de energia equilibrados e ótima saúde. Os carboidratos adquiriram uma reputação ruim nos regimes da moda da última década, mas devemos nos preocupar com a fonte e o tipo de carboidrato que consumimos.

As hortaliças e frutas oferecem quantidades saudáveis de carboidratos complexos ricos em fibras, exatamente aquilo de que nosso organismo necessita. Eles são, então, fragmentados pelo organismo em seu menor componente, a glicose, que é essencial se precisamos de energia para todas as funções físicas. O cérebro, o sistema nervoso e todo o organismo contam com os carboidratos que comemos! Cada movimento que fazemos, cada pensamento é reforçado pelos carboidratos complexos presentes nas frutas, hortaliças, cereais e leguminosas que consumimos. As reclamações relativas aos carboidratos, de que ouvimos falar, se devem a situações em que a comida de verdade é substituída pelo carboidrato industrializado, com adição de açúcar, como bolos e pizzas. Evite os carboidratos refinados; coma carboidratos complexos (hortaliças, cereais integrais e leguminosas) e você terá muita energia o dia todo!

PROTEÍNAS

Todas as células do nosso corpo usam proteína. A proteína é feita de aminoácidos, que o corpo usa para tudo – de constituir músculos a criar hormônios e enzimas para o cabelo e as unhas crescerem.[1] O nosso DNA é como um programa que diz aos aminoácidos como se agrupar para cumprir as funções necessárias ao corpo. Cada um dos nossos genes tem orientações sobre como constituir uma molécula de proteína a partir dos aminoácidos.

Alguns aminoácidos, os que não podem ser gerados pelo nosso organismo, mas são cruciais para a saúde, são denominados de aminoácidos essenciais e vêm da comida. Podemos obter aminoácidos comendo vegetais, carne, ovos ou laticínios. A carne contém todo o espectro de aminoácidos essenciais, porque é feita de tecido muscular, que é uma das coisas que o nosso próprio organismo forma usando proteínas.

---

1 Osterweil N. The Benefits of Protein. WebMD. [acesso em 19 ago. 2014]. Disponível em: http://www.webmd.com/men/features/benefits-protein.

A REVOLUÇÃO DE 22 DIAS

PROTEÍNAS VEGETAIS

GRÃOS

Amaranto cozido
1 xícara,
9 g de proteína

Arroz integral cozido
1 xícara,
5 g de proteína

Trigo-sarraceno
½ xícara, seco
12 g de proteína

Painço cozido
1 xícara,
8 g de proteína

Aveia
½ xícara, crua
6 g de proteína

Quinoa cozida
1 xícara,
8 g de proteína

LEGUMINOSAS

Feijão-preto cozido
1 xícara,
15 g de proteína

Grão-de-bico cozido
1 xícara,
15 g de proteína

Edamame
1 xícara,
17 g de proteína

Feijão-carioca cozido
1 xícara,
16 g de proteína

Lentilha cozida
1 xícara,
18 g de proteína

Tofu
½ xícara,
10 g de proteína

OLEAGINOSAS

Pasta de amêndoas
2 colheres (sopa),
8 g de proteína

Amêndoas
30 g,
6 g de proteína,
aproximadamente

Castanhas de caju
30 g,
5 g de proteína,
aproximadamente

Pasta de amendoim
2 colheres (sopa), 8 g de proteína

Amendoim
30 g, 7 g de proteína

Pistaches
30 g, 6 g de proteína

Nozes
30 g, 4 g de proteína

REVOLUÇÃO DE 22 DIAS: CARTILHA DE NUTRIÇÃO

SEMENTES

Linhaça
1 colher (sopa),
2 g de proteína

Sementes de cânhamo
2 colheres (sopa),
7 g de proteína

Sementes de abóbora
½ xícara,
6 g de proteína

Gergelim
2 colheres (sopa),
3 g de proteína

Sementes de girassol
½ xícara,
15 g de proteína

HORTALIÇAS

Aspargo cozido
1 xícara,
4 g de proteína

Beterraba cozida
1 xícara,
3 g de proteína

Brócolis cozidos
1 xícara,
4 g de proteína

Ervilha cozida
½ xícara,
4 g de proteína

Cogumelo portobello cozido
1 xícara,
5 g de proteína

Espinafre cozido
1 xícara,
5 g de proteína

FRUTAS

Abacate
1 xícara, 5 g de proteína

Amoras
1 xícara, 2 g de proteína

Coco seco e sem açúcar
30 g, 2 g de proteína

Tâmaras
½ xícara, 2 g de proteína

Uva-passa
¼ de xícara,
1 g de proteína

Goiaba
1 xícara, 4 g de proteína

Laranja
1 grande, 2 g de proteína

Melancia
1 xícara, 1 g de proteína

PROTEÍNAS VEGETAIS

A maravilha de comer uma variedade de vegetais é que obtemos todo o leque de aminoácidos essenciais. Alguns alimentos à base de vegetais oferecem todo o aminoácido de que precisamos. Fontes completas de proteína incluem: quinoa, chia e trigo-sarraceno. Combinar grãos e leguminosas, como arroz e feijão, é outra maneira de garantir que obtenhamos todos os aminoácidos. Por isso, variedade é muito importante!

Ao mudar para uma alimentação à base de vegetais, alguns dos meus clientes se preocupam em não obter a proteína necessária só comendo vegetais. Na verdade, é o contrário! Enquanto os vegetais oferecem a você proteína suficiente, muitos norte-americanos que fazem uma alimentação à base de carne consomem o dobro de proteína necessária. Proteína extra não ajuda a constituir músculos e não deixa ninguém mais forte.[2] Uma alimentação com excesso de proteína leva a doenças como osteoporose, doenças do fígado e alguns tipos de câncer.[3]

O Centro de Controle de Doenças recomenda que entre 10% e 35% de nossas calorias diárias venham das proteínas (no caso de mulheres grávidas ou amamentando ou de atletas, as recomendações são outras). Todos os alimentos à base de vegetais têm quantidades variadas de proteína, e, portanto, obter mais proteínas não é um problema em uma dieta à base de vegetais.[4] Essa dieta bem equilibrada vai oferecer ao organismo todas as proteínas de que ele precisa para se desenvolver. (Verifique o Capítulo 14 para mais informações sobre a maravilha da alimentação à base de vegetais para os atletas.)

ÁCIDOS GRAXOS

Enquanto a proteína é digerida como aminoácidos, as gorduras são digeridas como ácidos graxos. Os ácidos graxos são fontes importantes de energia. Nós os consumimos diretamente na forma de gordura ou alguns dos carboidratos que consumimos são convertidos em ácidos graxos e

---

2   Nierenberg C. How much protein do you need? WebMD. 28 fev. 2011. [acesso em 19 ago. 2014]. Disponível em: http://www.webmd.com/diet/healthy-kitchen-11/how-much-protein.
3   The protein myth. Physicians Comittee for Responsible Medicine. [acesso em 24 jun. 2014]. Disponível em: http://www.pcrm.org/health/diets/vsk/vegetarian-starter-kit-protein.
4   Protein. Centers for Disease Control and Prevention. 4 out. 2012. [acesso em 31 out. 2014]. Disponível em: http://www.cdc.gov/nutrition/everyone/basics/protein.html.

REVOLUÇÃO DE 22 DIAS: CARTILHA DE NUTRIÇÃO

acumulados no tecido adiposo, de modo que tenhamos energia para vencer a vida diária com gosto, encarando as atividades físicas – sobretudo as recomendadas no Capítulo 10![5]

Assim como os aminoácidos essenciais são necessários ao organismo, mas não produzidos por ele – portanto, devem ser encontrados nos alimentos e consumidos –, existem ácidos graxos essenciais que precisamos comer se quisermos ficar em boa forma e saudáveis. Esses são os ômega-3 (divididos em dois tipos importantes, os ácidos alfa-linolênicos, ALA, encontrados em óleos vegetais, linhaça e nozes, e os ácidos eicosapentaenoicos, EPA, e docosahexaenoicos, DHA, encontrados nas algas marinhas) e o ômega-6 (encontrado em óleos vegetais, nozes, sementes de girassol e pinhões). Para unhas, cabelos e pele saudáveis, entre outras coisas, precisamos consumir os nossos ômega-3 e ômega-6.[6] Uma dieta vegana bem balanceada inclui fontes de ômega-3, como linhaça moída, óleo de linhaça, nozes e óleo de canola.[7]

VITAMINAS

Como você já sabe a esta altura, os benefícios da alimentação vegana são imensos. Em geral, os veganos apresentam menos deficiências em nutrientes do que a média dos onívoros, e conservam um peso menor sem necessariamente perder massa muscular. Mas existem importantes considerações nutricionais a serem feitas. Existem duas vitaminas cujo valor diário recomendado (VD) é difícil de obter em uma alimentação à base de vegetais: as vitaminas D e B_{12}. Por isso, recomendo que complemente a sua dieta à base de vegetais com essas duas vitaminas fundamentais por meio de um multivitamínico. Você vai encontrar ao final deste livro uma lista das principais vitaminas e como inseri-las em sua alimentação.

A vitamina B_{12} é encontrada na carne, nos ovos e nos laticínios, mas é muito limitada nos vegetais (é encontrada na levedura nutricional, e

---

5   Frequently Asked Questions (FAQ). Fatty Acids Synthesis and Modification. [acesso em 20 jun. 2014]. Disponível em: http://library.med.utah.edu/NetBiochem/FattyAcids/faq.html#q1.

6   Rosell MS et al. Long-chain N-3 polyunsaturated fatty acids in plasma in British meat-eating, vegetarian, and vegan men. Am J Clin Nutr. ago. 2005;82(2):327-334.

7   Davis BC, Kris-Etherton PM. Achieving optimal essential fatty acid status in vegetarians: Current knowledge and practical implications. Am J Clin Nutr. set. 2003;78(3 supl.):640S-646S.

alguns pratos à base de vegetais e cereais são enriquecidos com ela), e propicia muitas funções importantes do organismo, inclusive a constituição sanguínea. Doses baixas de vitamina B_{12} podem ter efeitos graves e gerar danos aos nervos que não podem ser revertidos. As pessoas estritamente veganas ou que têm uma alimentação à base de vegetais e que não comem carne, ovos nem laticínios devem tomar um suplemento de vitamina B_{12}. A metilcobalamina é uma boa fonte.

Outros dois componentes-chave de uma alimentação saudável, sobretudo para a vegana, são o cálcio e o ferro.

FOCO NO CÁLCIO

O cálcio não é encontrado apenas em laticínios – não há por que não obter cálcio com uma alimentação à base de vegetais que inclua uma variedade de hortaliças, leguminosas, oleaginosas e sementes. Necessário para ossos fortes e dentes saudáveis, o cálcio é também importante para bons nervos e funções musculares, bem como para uma coagulação normal do sangue. Não caia na conversa de que os veganos têm carência de cálcio. Basta um pouco de planejamento e conhecimento sobre as fontes vegetais de cálcio para garantir uma excelente saúde e bem-estar. Se tiver alguma dúvida sobre a obtenção diária de cálcio, consulte um médico e/ou procure suplementos à base de vegetais.

Com algumas escolhas inteligentes, é possível conseguir a quantidade diária recomendada de cálcio. Alimentos como mostarda e folhas de nabo, couve-chinesa (*bok choy*) e couve são excelentes escolhas ricas em cálcio.[8]

Por exemplo, uma salada feita com 2 xícaras de couve picada, amêndoas, sementes de girassol, feijão-branco e complementada com molho de tahine pode chegar a 500 miligramas de cálcio. Uma vitamina com 1 xícara de leite vegano (de amêndoa ou de outra oleaginosa enriquecida), pasta de amêndoas e espinafre nos oferece outros 500 miligramas – mais do que o recomendado diariamente.

---

8   Appleby P et al. Comparative fracture risk in vegetarians and non-vegetarians in EPIC-Oxford. Eur J Clin Nutr. dez. 2007;61(12):1400-1406. Disponível em: http://dx.doi.org/10.1038/sj.ejcn.1602659.

Use a tabela abaixo para saber de quanto cálcio o organismo precisa diariamente, de modo que você saiba o que fazer. Depois, reveja a longa lista de fontes vegetais (e sem soja!) para fazer suas escolhas.

PRINCIPAIS FONTES VEGETAIS DE CÁLCIO, SEM SOJA		
ALIMENTO	**QUANTIDADE**	**CÁLCIO (mg)**
Leite vegano enriquecido	1 xícara	200-300
Gergelim	30 g	280
Couve cozida	1 xícara	266
Espinafre cozido	1 xícara	245
Folhas de nabo cozidas	1 xícara	197
Couve-manteiga crua	2 xícaras	180
Brócolis cozidos	1 xícara	180
Sementes de chia	30 g	177
Tahine	2 colheres (sopa)	128
Feijão-branco cozido	1 xícara	120
Amaranto	1 xícara	104
Couve-manteiga cozida	1 xícara	94
Pasta de amêndoas	2 colheres (sopa)	88
Batata-doce assada	1 xícara	76
Amêndoas inteiras	30 g	74
Feijão-azuqui	1 xícara	65
Quiabo cozido	½ xícara	62
Laranja	1	60
Figos secos	2	55
Sementes de girassol cruas	30 g	50
Damasco seco	½ xícara	35

NECESSIDADE DIÁRIA DE CÁLCIO
    Crianças (0-12 meses) → 210-270 mg/dia
    Crianças (1-8 anos) → 700-1000 mg/dia
    Jovens (9-18 anos) → 1300 mg/dia
    Mulheres (19-50 anos) e homens (19-70 anos) → 1000 mg/dia
    Mulheres (acima de 51 anos) e homens (acima de 70 anos) → 1300 mg/dia[9]

---

9   Fonte: Departamento de Agricultura dos Estados Unidos [United States Department of Agriculture] (USDA).

FOCO NO FERRO

Um dos argumentos mais comuns, porém equivocados, contra uma alimentação à base de vegetais é se ela oferece ferro o suficiente. Os vegetais também contêm ferro, que é absorvido junto com a água pelas raízes, mas o ferro dos vegetais pode ser mais difícil para o organismo humano absorver.[10] Mas não se preocupe! Existem inúmeros alimentos à base de vegetais dos quais se pode obter ferro, de verduras a frutas e leguminosas. O que precisamos é descobrir essas fontes para garantir que a nossa alimentação diária inclua uma mistura de alimentos ricos em ferro.

Uma dieta à base de vegetais deve incluir alimentos ricos em ferro, como feijão-carioca, feijão-preto, soja, espinafre, uvas-passas, castanhas de caju, aveia, repolho e suco de tomate. Embora os veganos – que não consomem nenhum produto de origem animal – talvez apresentem menos reservas de ferro do que os não vegetarianos, de acordo com a Associação Dietética Americana, a anemia por deficiência de ferro não é comum, mesmo entre os veganos mais estritos.[11]

Além disso, é importante compreender quanto de ferro o organismo necessita diariamente. Para homens, essa necessidade é de 8 miligramas e, para mulheres, de 18 miligramas (devido à perda de sangue durante o ciclo mensal). Para mulheres depois da menopausa, a quantidade diária cai para a mesma dos homens, ou seja, 8 miligramas por dia. As mulheres grávidas necessitam de até 27 miligramas de ferro por dia – portanto, lembre-se de que, nesse caso, a não ser que um monitoramento cuidadoso seja feito, suplementos diários de ferro talvez sejam necessários ou recomendados por um médico.

Então, quais são as principais fontes vegetais de ferro, livres de soja, e quanto dessa substância elas oferecem? Veja na lista a seguir:

---

10 Waldmann A et al. Dietary iron intake and iron status of german female vegans: Results of the german vegan study. Ann Nutr Metab. mar-abr. 2004;48(2):103-108. Disponível em: http://dx.doi.org/10.1159/000077045.

11 Craig WJ, Mangels AR. Position of the American Dietetic Association: Vegetarian diets. J Am Diet Assoc. jul. 2009;109(7):1266-1282. Disponível em: http://dx.doi.org/10.1016/j.jada.2009.05.027.

PRINCIPAIS FONTES VEGETAIS DE FERRO, SEM SOJA

ALIMENTO	QUANTIDADE	FERRO (mg)
Espinafre cozido	1 xícara	6,4
Tomate seco	1 xícara	4,9
Sementes de abóbora	30 g	4,2
Acelga	1 xícara	4
Melado	1 colher (sopa)	3,5
Feijão-branco	½ xícara	3,3
Lentilhas	½ xícara	3,3
Chocolate amargo (acima de 70% de cacau)	30 g	3,3
Quinoa	1 xícara	2,8
Tahine	2 colheres (sopa)	2,7
Palmito	½ xícara	2,3
Espirulina	1 colher (sopa)	2
Damasco seco	½ xícara	1,8
Uvas-passas e groselha seca	½ xícara	1,5
Amêndoa	¼ de xícara	1,3

PORÇÃO RECOMENDADA
Mulheres: 18 mg/dia
Homens: 8 mg/dia[12]

Como vemos, não é difícil obter até 18 miligramas de ferro por dia quando combinamos fontes vegetais desse mineral. Uma simples salada de espinafre, groselha seca, amêndoas, sementes de abóbora e alguns tomates secos já oferece 10 miligramas de ferro, enquanto um pouco de quinoa com lentilhas e palmito podem proporcionar outros 8 miligramas. Ou seja, com apenas duas guarnições, já cobrimos as necessidades do dia. Simples assim. Acrescentando uns lanchinhos, mais um pedacinho de chocolate amargo, atingimos o objetivo de ingerir ferro de fontes 100% vegetais diariamente. Não deixe que os pessimistas atrapalhem você. Você pode conseguir ferro suficiente sem fontes de origem animal.

---

12 Fonte: Departamento de Agricultura dos Estados Unidos [United States Department of Agriculture] (USDA).

ALIMENTOS PODEROSOS

Muitos dos meus ingredientes preferidos para refeições substanciosas estão entre os alimentos mais saudáveis e nutritivos da Terra. Incorpore-os em suas refeições para colher os benefícios que eles oferecem à saúde. Alguns dos meus preferidos estão descritos a seguir.

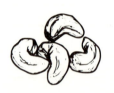

Castanhas de caju

De sabor leve, mas de grande valor nutritivo, a castanha de caju é uma oleaginosa que combina com quase tudo. Na verdade, a castanha é a semente que nasce na parte de baixo do caju, a fruta do cajueiro, que originalmente cresce no clima quente e tropical do Brasil, e tanto aqui quanto no Caribe é considerada uma iguaria.

- **VITAMINAS E MINERAIS:** As castanhas de caju são uma tremenda fonte de minerais, entre eles cobre, manganês, triptofano, magnésio e fósforo. Basta ¼ de xícara de castanha de caju para um tira-gosto excelente, com 20% a 37% desses minerais em meras 189 calorias.
- **REFORÇO PARA A SAÚDE DO CORAÇÃO:** A alta concentração de antioxidantes na castanha de caju a torna perfeita para melhorar ou conservar a saúde do coração, sobretudo para mulheres. Uma pesquisa feita recentemente no Reino Unido combinou os resultados de quatro estudos amplos e descobriu que consumir castanhas quatro ou mais vezes por semana pode reduzir o risco de doenças coronarianas em 37%. Bastante!
- **MAIS ENERGIA:** O cobre presente na castanha de caju é o principal protagonista na conservação da saúde dos ossos e tecidos, bem como para produzir a melanina da pele e do cabelo. Ao aumentar o cobre em sua alimentação, você reduz o risco de câncer de cólon e garante a flexibilidade de seus ossos e articulações.
- **OSSOS FORTES:** O magnésio é um importante fator no desenvolvimento de ossos saudáveis, propiciando aos ossos suporte estrutural e auxiliando o organismo a regular o tônus muscular. Ele

também age como bloqueador dos nervos, evitando o excesso de cálcio nas células ativas, o que, por sua vez, mantém relaxados os nervos, vasos sanguíneos e músculos. Conservando níveis saudáveis de magnésio juntamente com uma boa fonte de cálcio, você garante uma pressão sanguínea saudável, reduz espasmos musculares e diminui a frequência e a gravidade das enxaquecas.

- **PESO SAUDÁVEL:** Embora o alto teor de gordura das oleaginosas tenda a afastar consumidores conscientes, as pesquisas indicam que as pessoas que consomem oleaginosas com regularidade têm menos tendência a ganhar peso do que as que raramente as consomem. Portanto, não tenha medo de beliscar um punhado de castanhas de caju, de comprar (ou fazer) pasta de castanhas ou de adicioná-la aos cereais e saladas.

Amêndoas

As amêndoas são oleaginosas incríveis: são um absurdo de nutritivas, têm um sabor excelente e são versáteis, por isso, é fácil inseri-las em sua alimentação. Elas auxiliam as funções cerebrais, baixam os níveis de colesterol e até ajudam na saúde dos ossos e dentes. Basta ¼ de xícara de amêndoas para obter 45% da quantidade diária de manganês e vitamina E.

- **SAÚDE DO CORAÇÃO E DA CIRCULAÇÃO:** Consumir essa oleaginosa cinco vezes por semana ajuda a reduzir o risco de ataques cardíacos em até 50% – o que é muito! Além disso, a pele das amêndoas é rica em flavonoides que, combinados com a vitamina E, ajudam a proteger problemas nas artérias, diminuindo também o risco de doenças cardíacas.
- **GORDURAS BOAS E BAIXO COLESTEROL:** As amêndoas são ricas em gordura, mas são gorduras boas, que podem auxiliar na perda de peso. Consumir essa oleaginosa duas ou mais vezes por semana pode significar 31% a mais de chances de evitar ganho de peso. Ao baixar os níveis de açúcar no sangue depois das refeições, ficamos mais tempo saciados. Ricas em gorduras monoinsatura-

das, as amêndoas ajudam a baixar os níveis de colesterol LDL, quando usadas em substituição às gorduras saturadas.
- **ALCALINIZAÇÃO E FÓSFORO:** Pouquíssimas proteínas ajudam o organismo a ficar mais alcalino (o oposto de ácido), o que é vital para a função imunológica, a energia e a conservação do peso. As amêndoas são as únicas oleaginosas que ajudam a alcalinizar o corpo. Também são boas fontes de fósforo, que é um fator importante para o desenvolvimento e conservação da saúde dos ossos e dentes.

As amêndoas podem ser encontradas inteiras, em lâminas, como farinha ou pasta. Além de mastigar amêndoas cruas, você pode torrá-las e adicioná-las a cereais, saladas e entradas. A manteiga natural de amêndoa pode ser usada para substituir a manteiga de amendoim, enquanto a farinha pode ser usada em massas ou em vitaminas. Adote os benefícios saudáveis das amêndoas, levando-as com você para beliscar e misturando-as com outras castanhas, como as castanhas de caju e os pistaches.

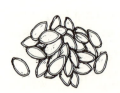

Sementes de abóbora

Mencionada às vezes como "o alimento mais saudável do mundo", as sementes de abóbora oferecem uma variedade de minerais, incluindo o zinco e o manganês. Enquanto as sementes sem casca são mais fáceis de consumir, remover a casca também diminui os seus níveis de vitamina E. As sementes de abóbora torrada podem servir de tira-gosto saboroso, e as sementes com casca podem ser adicionadas a sopas, saladas e granolas. Você também pode adquirir o óleo de semente de abóbora para acrescentar em sopas e vitaminas.

Portanto, se tiver necessidade de beliscar algo energizante, pegue umas sementes de abóbora e desfrute de alguns de seus benefícios à saúde:

- **MUITOS ANTIOXIDANTES:** Você já deve estar cansado de ouvir "está cheio de antioxidantes" de todos os alimentos saudáveis, mas as sementes de abóbora lideram. O que distingue essas sementes de outros alimentos ricos em antioxidantes é que elas oferecem uma variedade ampla de antioxidantes, inclusive diversas formas de vitamina E.

- **MELHORA DO HUMOR:** As sementes de abóbora são ricas em L-triptofano, que ajuda a realçar o humor, bem como propicia a energia duradoura que o organismo necessita para enfrentar o dia sem aquela queda de açúcar das duas da tarde.
- **REDUÇÃO DO RISCO DE CÂNCER:** Os antioxidantes das sementes de abóbora ajudam a reduzir a oxidação do estresse no corpo, cortando o risco de certos tipos de câncer, inclusive de mama e de próstata. As sementes de abóbora também contêm cucurbitacinas, compostos que conseguem matar células cancerígenas, além de ter propriedades antibacterianas. Para mulheres na pós-menopausa, essas sementes ajudam a reduzir o risco de câncer de mama.
- **AÇÃO ANTIMICROBIANA:** As sementes de abóbora, há muito, são usadas na medicina alternativa (começando pelos índios norte-americanos) para combater as infecções por vírus e fungos. A maior parte das propriedades antifúngicas e antimicrobianas encontradas nessas sementes se deve à presença de compostos químicos conhecidos como lignanas.
- **FONTE DE VITAMINA K:** As sementes de abóbora são ricas em vitamina K, que auxilia a coagulação sanguínea depois de danos nos tecidos, acelerando a cura e evitando o excesso de sangramento devido a ferimentos.
- **COMBATE SINTOMAS DA MENOPAUSA:** É isso mesmo, está demonstrado que as sementes de abóbora combatem os sintomas da menopausa. Uma pesquisa de 2011 mostrou que o consumo regular do óleo da semente de abóbora auxilia a diminuir as dores de cabeça, dores nas articulações e calores – como também ajuda no equilíbrio do humor. Mas não é só essa a razão para consumir essas sementes: essa mesma pesquisa descobriu que o óleo de semente de abóbora também melhora os níveis do bom colesterol e auxilia a reduzir a pressão arterial.

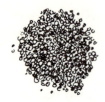

Quinoa

Existe um motivo para que a quinoa tenha ido parar nos noticiários e lidere as tendências da alimentação saudável. Tendo relação com a acelga e com as beterrabas, a quinoa é um alimento fantástico para ser adicionado à sua alimentação por várias razões. Muita gente acha que a quinoa é um grão, como o trigo ou o arroz. Mas ela é a semente de um vegetal.

- **EXCELENTE EM PROTEÍNA:** Para vegetarianos e veganos, a quinoa é uma fonte de proteína excelente, pois contém nove aminoácidos essenciais de que o nosso organismo precisa para funcionar bem. Consiste em cerca de 20% de proteínas, teor mais alto que o do arroz, do painço ou do trigo. Acrescentar a quinoa às refeições, na forma de saladas, guarnições ou em pratos principais, garante que o organismo receba proteína adequada para a constituição e a recuperação dos tecidos.
- **RICA EM RIBOFLAVINA (B_2) E MAGNÉSIO:** A quinoa é uma excelente fonte de riboflavina – que auxilia a aumentar a energia e a reduzir a ocorrência de enxaquecas, além de auxiliar no melhor funcionamento das células, como já foi demonstrado. Enquanto isso, o magnésio ajuda a prevenir a hipertensão, relaxando os músculos em torno das células sanguíneas.
- **BAIXAS CALORIAS:** Um quarto de xícara de quinoa crua contém apenas 172 calorias – 24 das quais vêm da proteína e apenas 12, do açúcar. Também não contém glúten. Inserir a quinoa na alimentação para substituir outros grãos, inclusive o arroz, ajuda a administrar a fome e o peso.
- **BAIXO ÍNDICE GLICÊMICO E RICA EM FIBRAS:** A quinoa apresenta um baixo índice glicêmico, portanto, é perfeita se quisermos manter os níveis de açúcar no sangue de modo a ter energia regularmente ao longo do dia. Comparada a grãos muito populares, ela apresenta duas vezes mais fibras para nos deixar saciados por mais tempo, além de baixar o colesterol.
- **BOA FONTE DE FERRO, LISINA E MANGANÊS:** Um equilíbrio adequado de ferro na alimentação auxilia as funções musculares a

oxigenarem o cérebro, além de regular a temperatura corporal e as enzimas. Garantindo um consumo adequado de lisinas, o seu corpo pode recuperar os tecidos rapidamente. E o antioxidante manganês ajuda a proteger as mitocôndrias e as células vermelhas do sangue.
- **Ação anti-inflamatória e estimulante do desenvolvimento saudável dos ossos:** Em pesquisas com animais, foi demonstrado que o consumo de quinoa apresenta efeitos anti-inflamatórios, reduzindo inclusive a obesidade e baixando os níveis de tecidos adiposos. Ao incluir a quinoa na alimentação, promovemos a melhoria da saúde óssea, pois ajudamos na absorção de cálcio e no desenvolvimento de colágeno.

A quinoa pode ser usada em barrinhas, em substituição à aveia, em saladas ou na granola, em sopas e até em hambúrgueres veganos caseiros – as possibilidades são infinitas. Pode ser encontrada na forma de farinha, para panquecas, assados e outras delícias.

Aveia sem glúten

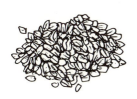

A aveia sem glúten é boa para beliscar ou em uma refeição, oferecendo toneladas de benefícios para conservar os níveis de energia. Vejamos:

- **Combustível para o corpo:** Em uma porção de 100 gramas, a aveia oferece 66 gramas de carboidratos, o que significa obter muito combustível para o dia. Antes de descartar a aveia devido a esse alto conteúdo de carboidratos, considere que ela também oferece fibras, que ajudam a garantir a saúde cardiovascular.
- **Controle do açúcar no sangue:** A aveia sem glúten contém uma fibra solúvel denominada betaglucano, que ajuda a conservar os níveis de açúcar do sangue, diminuindo a absorção de açúcar do organismo durante a digestão – muito importante, sobretudo, para evitar o desenvolvimento da diabetes tipo 2 ou melhorar a administração dela. O betaglucano

- **Bom para o coração e o sistema circulatório:** As fibras solúveis encontradas na aveia ajudam a baixar o nível do colesterol total, levando a um coração e a um sistema circulatório mais saudáveis. Enquanto isso, os antioxidantes restringem a oxidação do colesterol LDL, evitando que ele penetre nas paredes dos vasos sanguíneos e diminua a constituição de plaquetas. Beber suco de laranja ou ingerir um suplemento de vitamina C junto com a aveia reforça esses benefícios.
- **Saciedade constante:** Ao desacelerar a digestão e garantir uma quantidade regular de peptídeo YY, o hormônio que controla o apetite, a aveia sem glúten prolonga a sensação de saciedade. Pesquisas demonstraram que a aveia é um dos alimentos que mais dá saciedade. Se quiser começar o dia com energia e uma sensação de saciedade até a hora do almoço, já sabe o que comer.

A aveia sem glúten, e não outros tipos de aveia, é de digestão mais fácil – sobretudo se você tem intolerância ou alergia a glúten. É possível encontrar aveia sem glúten em várias formas: farelo, farinha e flocos. A farinha de aveia pode ser usada para substituir a farinha comum em algumas receitas.

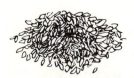

Linhaça

Inicialmente cultivada na região da Babilônia, por volta de 3.000 a.C., logo se viu que a linhaça era um alimento de fácil cultivo, nutritivo e parecido com um cereal, com uma poderosa carga de nutrientes. Adicionando linhaça a sua alimentação, você vai se sentir mais saudável e vai auxiliar o seu organismo a combater doenças. Veja o que a linhaça pode fazer para combater e prevenir doenças.

- **Câncer:** Pesquisas recentes indicaram que os ácidos graxos ômega-3 encontrados na linhaça ajudam a reduzir a ocorrência e o desenvolvimento de tumores. Além disso, as lignanas presentes nela auxiliam no combate a certos tipos de câncer sensíveis a hormônios, sem interferir no tratamento medicamentoso. Considera-se que lignanas bloqueiem as enzimas relacionadas ao metabolismo hormonal, o que auxilia a reduzir a disseminação e o crescimento de células cancerosas.

- **CORAÇÃO:** Os ácidos graxos ômega-3 encontrados na linhaça também são considerados excelentes para a saúde cardíaca – baixando a pressão sanguínea, reduzindo e evitando o excesso de plaquetas e ajudando a tratar a arritmia cardíaca (batimentos irregulares do coração), além de reduzir os níveis de colesterol. É muito benefício em uma sementinha!
- **DIABETES E INFLAMAÇÕES:** Existem informações sugerindo que as lignanas podem ajudar a melhorar os níveis de açúcar no sangue, mas é preciso mais pesquisas para confirmar isso. No entanto, existem dados definitivos sobre os benefícios da linhaça para as pessoas que sofrem de doenças inflamatórias, como asma, artrite e doença de Parkinson.
- **SINTOMAS DA MENOPAUSA:** Bastam duas colheres de sopa de linhaça por dia para diminuir os calores associados à menopausa em 50%, e também para reduzir a intensidade de sua ocorrência. Depois de uma semana adicionando linhaça à alimentação, é possível perceber melhorias e, em apenas duas semanas, obter todos os benefícios.

Além de uma dose de farinha de linhaça, você pode acrescentar linhaça a quase todas as refeições. Ela é encontrada inteira ou você pode usá-la moída (moendo-a você mesmo!) a fim de obter todos os seus benefícios. Em lojas de produtos naturais, é possível encontrar as duas formas.

Você pode colocar linhaça em vitaminas, mingaus, sopas, saladas, molhos apimentados ou em qualquer outro prato. Para quem não come ovos, é possível substituí-los em uma receita fazendo um "ovo de linhaça". Basta misturar 1 colher (sopa) de linhaça moída a 3 colheres (sopa) de água e, em poucos minutos, você vai obter uma mistura gelatinosa semelhante ao ovo. É também simples incorporar a linhaça moída às massas, retirando uma porção igual de farinha (até ½ xícara por receita).

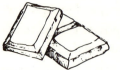

Chocolate amargo

Se você precisar comer qualquer tipo de chocolate, o melhor é o amargo. Em primeiro lugar, porque ele traz menos açúcar e gordura, o que é sempre bom para quem come com consciência. Em segundo lugar, apresenta altas propriedades antioxidantes, já que tem grande concentração de cacau. O chocolate amargo também oferece os seguintes benefícios para a saúde:

- **VITAMINAS E MINERAIS:** Acrescentando um pedaço de chocolate amargo em sua alimentação, você oferece ao seu organismo elementos essenciais à melhoria de suas funções, incluindo potássio, ferro, cobre e magnésio. O cobre e o magnésio são particularmente importantes, pois podem auxiliar na prevenção da diabetes tipo 2, bem como frear a pressão alta e baixar o risco de doenças cardíacas.

- **SAÚDE DO CORAÇÃO:** O chocolate amargo é excelente para o coração e as artérias – mais uma razão para ter pequenas quantidades dele em sua alimentação, com regularidade. Não só baixa a pressão sanguínea (quem não fica mais calmo depois de comer um pouco de chocolate?), mas também reduz o risco de coágulos (evitando que as plaquetas se aglutinem), além de prevenir o enrijecimento das artérias, que pode ocorrer à medida que envelhecemos.

- **CÉREBRO MELHOR:** Ao aumentar o fluxo sanguíneo em regiões importantes do corpo, sobretudo o cérebro, o chocolate amargo garante a melhora das funções corporais. Existem também alguns componentes no chocolate que auxiliam na liberação de endorfinas, de modo que você vai se sentir calmo, relaxado e feliz.

- **UMA AVALANCHE DE ANTIOXIDANTES:** Os níveis de antioxidantes são mensurados pela quantidade de ORACs (capacidade de absorver dos radicais oxigenados) contida em 100 gramas do alimento. E, quanto mais, melhor. O pó de cacau seco e sem açúcar e o chocolate em barra sem açúcar apresentam valores de ORAC de 50 mil a 55 mil, enquanto o chocolate amargo comum apresenta 20 mil. Isso significa que uma pequena quantidade de chocolate contém uma grande quantidade de antioxidantes, mas isso não significa que você deva depender apenas do chocolate para suprir essa necessidade.

De fato, não é difícil acrescentar chocolate amargo à sua alimentação, mas isso deve ser feito com moderação. Sempre que sentir vontade de algo gostoso, uma pequena quantidade de chocolate amargo pode ser uma boa opção, em vez de sobremesas com muito açúcar ou gordura. E ele pode ser combinado com outros ingredientes saudáveis, como frutas frescas ou secas.

Lembre-se de que nem todo chocolate amargo é igual – procure por chocolates com altas porcentagens de cacau, assim, você obterá os melhores benefícios.

VÁ DE VERDE!

As verduras devem compor a base de uma alimentação saudável. Atualmente, todo chef adora couve, o que é maravilhoso, mas eu gostaria de convidar você a explorar além das verduras familiares, como o espinafre, e conhecer seus primos mais silvestres.

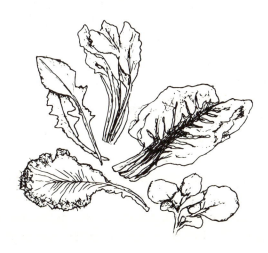

A REVOLUÇÃO DE 22 DIAS

A couve é uma verdura excelente para você acrescentar à sua rotina, mas não é a única a apresentar uma carga poderosa de nutrientes. Em vez de enjoar da mesma salada de sempre ou de verduras cozidas, que tal experimentar alternativas? Em suas refeições, misture alguns desses deliciosos verdes:

- **AGRIÃO:** Excelente fonte de vitaminas antioxidantes (A e C), o agrião é também fonte de vitamina K, boa para a saúde dos ossos, e contém luteína e zeaxantina, que ajudam a proteger a visão e sustentam o sistema cardiovascular. O agrião pode ser apreciado cozido ou fresco, como substituto da alface nas saladas e onde mais você usar verduras.
- **ENDÍVIA:** Outra boa fonte de vitamina A e C, a endívia é também rica em ácido fólico, bom para as mulheres grávidas, bem como em cálcio. Também é rica em fibras dietéticas que auxiliam o sistema digestório e, como prolongam a sensação de saciedade, ajudam em programas de manutenção de peso. Essa verdura pode ser servida crua ou cozida, porém tem um sabor ligeiramente amargo, por isso, é melhor combiná-la com frutas ou verduras mais adocicadas.
- **ACELGA:** Uma simples xícara de acelga picada cozida contém surpreendentes 636% de nossa necessidade diária de vitamina K, bem como 60% da necessidade de vitamina A e 42% da necessidadede de vitamina C. A acelga é também uma boa fonte de magnésio, cobre, manganês, potássio, vitamina E, ferro e fibra, e muito mais. Trata-se de uma verdura potente!
- **MOSTARDA:** Maravilhosa fonte de vitaminas K, A e C, bem como de cobre e manganês, a mostarda pode ajudar na prevenção de câncer e na remoção de impurezas. A fim de maximizar os seus nutrientes, lave e fatie em tiras fininhas. Misture-as em suco de limão e deixe descansar por 5 minutos para ativar as enzimas antes de cozinhar.
- **DENTE-DE-LEÃO:** Ricas em cálcio e em ferro, as folhas do dente-de-leão são excelentes suplementos para os veganos que querem garantir um consumo adequado desses nutrientes. O dente-de-leão é considerado uma grande aquisição para as pessoas preocupadas em desintoxicar o organismo, pois oferece excelente ajuda

ao fígado e é rico em antioxidantes. Na primavera, pode ser encontrado em ambientes silvestres, ou você pode cultivá-lo em casa. Como tende a ser amargo, fica melhor em vitaminas.

- **FOLHAS DE NABO E DE BETERRABA:** Além de boa fonte de vitaminas K, A e C, as folhas de nabo e de beterraba são fontes excelentes de ácido fólico, manganês e cobre. Ambas ajudam a desintoxicar, apresentam fitonutrientes antioxidantes e benefícios anti-inflamatórios. A fibra das folhas de beterraba é considerada única (só é encontrada na beterraba e na cenoura) e pode auxiliar a prevenção de câncer do cólon. Tanto as folhas do nabo como as da beterraba ficam excelentes cozidas no vapor, assadas ou em sopas e saladas.

Mudar a escolha de verduras regularmente faz com que você consuma produtos da sua região – assim, você apoia a economia local e ajuda a reduzir as emissões de dióxido de carbono (CO_2) geradas pelo transporte dos produtos. Avante, verdes!

7

A COZINHA DA REVOLUÇÃO DE 22 DIAS

NA MINHA CASA, NOS FINS DE SEMANA, a família toda se reúne e inventa novas receitas. Torta de lima crua e vegana? Nós já fizemos. Tortilhas de nozes? Também. Favas com batata-doce? Um dos preferidos da família. A minha mulher, Marilyn, é uma cozinheira incrível, e os nossos filhos desenvolveram o prazer de apreciar o sabor dos vegetais. O entusiasmo da família em descobrir novos pratos e novas receitas para experimentar é a base de muitas coisas maravilhosas: boa saúde, bons hábitos e bons momentos juntos.

Nós nos divertimos muito! E você pode se divertir também. Este capítulo trata da arrumação e do preparo da cozinha para se sair bem nesta nova maneira de comer, de modo que você possa se divertir ao máximo com este programa. Vamos trabalhar juntos para que você consuma vegetais e, assim, melhore a sua saúde e os seus hábitos. Como fez a minha família, você pode descobrir o prazer de comer vegetais começando pelas versões cruas: uma variedade de frutas e hortaliças cruas que vai oferecer a você todos os nutrientes de que precisa para transformar o seu corpo e a sua vida.

Planejamento é a chave do sucesso – e do prazer! E o que é melhor do que atingir objetivos? A sensação que obtemos ao chegar à reta final é a melhor recompensa da vida. E todos nós queremos essa sensação! A verdade é que ninguém deseja se sair mal. As pessoas simplesmente falham no planejamento. Prepare-se para o êxito, antecipando as suas necessidades e estabelecendo formas acessíveis e convenientes para uma alimentação sau-

A REVOLUÇÃO DE 22 DIAS

dável à base de vegetais. É possível fazer escolhas saudáveis e revigorantes em todas as três refeições do dia. Mas isso requer planejamento. Requer esforço. Os pepinos não chegam sozinhos nem se fatiam sozinhos!

Se você deseja abandonar o ciclo de ganho de peso e doenças e criar um novo ciclo de vitalidade, a criação de um plano e o cumprimento desse plano são as únicas maneiras de ter sucesso. Mas, se estava procurando um esquema rápido e fácil, está no lugar errado. Se estava procurando por hábitos sustentáveis, que vão oferecer uma boa saúde, está no lugar certo, pois está prestes a começar uma jornada incrível rumo à saúde e ao bem-estar. Vai verificar quais hábitos estão sabotando você mesmo, de modo que possa substituí-los por outros mais saudáveis. Vai perceber o que significa cuidar de si mesmo e encontrar a melhor versão de si mesmo.

ELIMINE O INDUSTRIALIZADO DE SUA DESPENSA

Há algumas coisas que você pode fazer para se sustentar durante os próximos 22 dias. Antes que a alimentação à base de vegetais se torne um hábito, serão necessários um pouco de planejamento e preparação.

Revolucione a sua cozinha, limpando-a e retirando dela todos os alimentos industrializados que talvez venham a dificultar mais essa mudança de hábitos. Com os ingredientes saudáveis adequados à mão, os cardápios diários e algumas orientações, você vai conseguir estabelecer hábitos sustentáveis e se colocar no rumo do êxito.

A cozinha da Revolução de 22 Dias é repleta de frutas e hortaliças frescas e itens saudáveis na despensa. É cheia de produtos orgânicos, de grãos e cereais orgânicos. Não tem alimentos industrializados, alimentos adocicados e comidas do tipo "péssimas para a sua cintura e piores ainda para o seu coração". Quanto mais fizer para arrumar a casa a fim de sustentar os seus novos hábitos, mais fácil será ficar firme em suas intenções. Pense em *fast food*. O aspecto que mais vende está no nome – *fast* (rápido)! Quando não estamos acostumados a planejar as refeições, esperamos até ter fome e, aí, pegamos o que estiver mais perto. Quando você está com fome, se não houver comida saudável, mas um saquinho de batatas fritas à mão, toda a sua força de vontade vai por água abaixo e você acaba com dor de estômago e uma boa dose de arrependimento.

118

Por outro lado, se garantir que não haja batatas fritas, se garantir que haja cenouras e aipo fatiado e uma bela tigela de homus... aí você vai sempre ter *fast food* que também é comida boa.

Percebi logo a importância de retirar os alimentos industrializados da despensa – mesmo que esses alimentos sejam à base de vegetais – quando estava trabalhando com Jane, uma de minhas clientes, uma mulher de 50 anos, que vinha lutando com o peso desde a menopausa. Se na juventude ela achava relativamente fácil conservar o peso, de repente passou a acontecer o oposto: ela estava ganhando peso com facilidade, e era quase impossível perdê-lo. Quando a conheci, ela tinha curiosidade em relação aos benefícios de uma vida à base de vegetais, mas também tinha certeza de que não faria isso por muito tempo. Mesmo me avisando que tal estilo de vida provavelmente não permanecesse, fiquei feliz ao vê-la começar. Na minha opinião, quando uma pessoa experimenta os benefícios da vida à base de vegetais, não há como não ficar interessada em continuar.

Claro, Jane perdeu 900 gramas no primeiro dia do desafio, e ficou exultante. Mas, em seguida, a maré mudou, e, do segundo dia em diante, o peso permaneceu o mesmo. Ela até recuperou esses gramas perdidos. Foi muito frustrante para ela, já que queria resultados de fato.

Quando me chamou para relatar seu progresso e seus sentimentos, ela culpou o programa pela sua incapacidade de transformar, e também culpou o seu tipo físico. Simplesmente não funciona para pessoas como eu, era o que ela pensava.

Eu a ouvi com atenção e, depois, começamos a analisar o que de fato estava acontecendo. Sei que a alimentação à base de vegetais funciona para qualquer pessoa e qualquer tipo físico, portanto, se não estava funcionando com a Jane, deveria haver alguma razão. Perguntei se podíamos examinar o seu dia, de maneira que pudéssemos compreender o que estava acontecendo e por que os esforços dela tinham saído dos trilhos.

Analisamos todos os dias, todas as refeições e, à medida que Jane relatava os seus dias, ela foi percebendo que havia duas questões: estava consumindo alimentos industrializados demais, embora feitos de vegetais, e em quantidades grandes.

Só porque é feito de vegetal, não significa que não é processado! Quando o alimento é processado, a fibra é espremida para que seja con-

A REVOLUÇÃO DE 22 DIAS

sumida mais rapidamente, o que significa que fica mais fácil comer em excesso. Só porque a massa lá no início é um vegetal não significa que comendo três tigelas de massa você vai perder peso! É o contrário. E era o que acontecia com Jane. Quando percebeu o engano e o corrigiu, ela perdeu os 5 quilos que vinha batalhando para perder.

É fundamental começar a eliminar todos os alimentos industrializados que estão lotando a sua cozinha. O programa Revolução de 22 Dias pretende que você tenha muitas escolhas e não precise passar o dia tentando pensar em como seria se deleitar com algumas coisas.

O que você tem nas prateleiras? Abra todas as portas e comece a ler as embalagens e etiquetas.

- **EVITE A ADIÇÃO DE AÇÚCAR.** O açúcar adicionado acrescenta calorias e nenhum nutriente, arruinando as suas papilas gustativas e impedindo que você desfrute de um amplo leque de sabores disponíveis no mundo natural. Livre-se das bebidas adocicadas, dos doces e dos chocolates. Leia as embalagens de molhos de tomate, molhos de salada, manteigas e rosquinhas.
  Você vai se surpreender ao descobrir como alimentos que parecem saudáveis se camuflam por trás de açúcar! Os alimentos naturais têm açúcar natural, por isso, em vez de se preocupar com gramas de açúcar listadas nas embalagens, preocupe-se com os ingredientes. Se "açúcar" ou "glucose de milho" estiverem ali, não compre!
- **ABANDONE OS ADOÇANTES ARTIFICIAIS.** Refrigerantes, doces, balas *diet* e qualquer coisa *diet*. Comer vegetais significa comer alimentos naturais, não alimentos criados artificialmente.
- **ELIMINE A FARINHA DE TRIGO PROCESSADA.** Biscoitos, misturas de bolo, pão branco, rosquinhas... jogue tudo fora. Você não precisa de farinhas processadas em suas refeições, pois a farinha integral é versátil e apresenta todos os nutrientes do grão, além de fibras e farelo.
- **JOGUE FORA OS LATICÍNIOS.** Queijos, creme de leite, leite. Sempre digo aos meus amigos e clientes para evitar o leite. Existem muitas maneiras de desfrutar da comida sem laticínios! Azeite em vez de manteiga, queijos de castanha de caju incríveis e a melhor receita de leite de amêndoa existente (página 286).

120

- **LIVRE-SE DA CARNE.** Carne industrializada, embutidos, salsichas, frango, peixe, frutos do mar... Tire todas essas coisas da sua casa e de sua alimentação de uma vez!

Separe qualquer coisa que não devia estar na sua despensa. Você pode doar tudo ou, o que for realmente ruim, jogar fora. Saiba que, ao fazer isso, está fazendo algo maior do que imagina, pois fez um esforço consciente para ser mais saudável, melhor, mais inteligente e para obter uma versão melhor de você mesmo.

FAÇA COMPRAS COM ESTRATÉGIA

Os cardápios diários da Revolução de 22 Dias contêm todas as boas qualidades que as suas papilas gustativas e o seu corpo necessitam para ficar felizes e saudáveis. Fazer boas escolhas no supermercado vai ajudar você a permanecer no rumo ao longo das refeições desses 22 dias. Fazer compras com estratégia é a primeira defesa contra tentações usuais e deslizes na dieta. Quanto mais os alimentos saudáveis estiverem convenientemente na sua cozinha, mais fácil. O seu objetivo é ter as frutas e hortaliças frescas o mais acessíveis possível!

Quando você enche o carrinho de verduras, hortaliças, frutas e grãos, você tem os ingredientes de que necessita para preparar refeições satisfatórias e saborosas, com os nutrientes de que seu organismo precisa para combater doenças e conservar a saúde. Bananas, cenouras, ervilhas e morangos de montão para uma pele macia, a boa saúde do coração e da cintura. Desde que tenha alimentos à base de vegetais por perto, você vai ter tudo o que precisa para mudar hábitos, mudar a saúde e mudar de vida – ao longo dos próximos 22 dias e depois deles.

- **FAÇA UMA LISTA DE COMPRAS.** Vamos apresentar uma lista de compras para cada uma das três semanas do programa. Você vai encontrar essas listas a partir da página 132.
- **COMECE A COMPRA PELAS FRUTAS E VERDURAS.** Se vai comprar leguminosas e cereais integrais, você vai chegar aos corredores centrais. Mas, em primeiro lugar, concentre-se nas frutas e verdu-

ras. Encha o carrinho com elas e, depois, procure os demais itens de que precisa. À medida que o carrinho for ficando cheio, garanta que ele será motivo de orgulho e que você poderá impressionar alguém que o veja (como um ex-amor ou alguma celebridade!).

- **FAÇA COMPRAS DE ESTÔMAGO CHEIO.** Não vá fazer compras quando estiver com fome! Fazer compras com fome significa alimentar os olhos e não o corpo. Coma alguma coisa antes de ir às compras, de modo que se sinta saciado e consiga fazer as melhores escolhas para encher a despensa com todos os ingredientes suculentos que vai gostar de comer e partilhar durante a semana inteira.
- **TENHA AS PRATELEIRAS SEMPRE CHEIAS.** Por que esperar até esvaziar todas as prateleiras para então enchê-las? Quero que tenha tudo de que precisa – ou mais – durante esses 22 dias.
- **ESCOLHA VARIEDADE.** Existem tantas variedades deliciosas das frutas e hortaliças que conhecemos! Talvez beterrabas de outras cores, nabo roxo, batata-doce roxa, radicchio vermelho ou parentes mais macios do brócolis... quanto mais cores, mais variedades você escolhe, mais garantia de que vai obter todas as vitaminas e minerais de que precisa para energizar o seu dia. São a variedade e o frescor que oferecem o espectro completo de benefícios de todas as vitaminas, minerais e fitonutrientes que devemos obter. Em parte, são os fitonutrientes que fazem os alimentos terem sabor tão bom.

CHEGA DE COMPRAR EM QUANTIDADE

Os alimentos que consumimos vêm de algum lugar. Você já pensou na origem deles? Aposto que toda semana, mais ou menos, você vai ao mesmo supermercado, passa pelos mesmos corredores e chega em casa com os mesmos produtos. E a maior parte da comida que compra em embalagens grandes já foi processada a quilômetros de distância e preservada com químicas para que pudesse se conservar nos caminhões e em estoques durante meses, até chegar à sua casa.

Não é de admirar que tanta gente esteja sem saúde: a maioria de nós não quer se preocupar com as compras (de alimentos), e os supermercados facilitam a circulação, nos ajudam a encontrar o que precisamos sob luzes fluorescentes e ir para casa rapidinho, sem nos darmos conta das escolhas que fizemos naqueles corredores, que são verdadeiras armadilhas. Se a sua casa estiver cheia de brócolis verdes e brilhantes, e de lindos tomates vermelhos e belas abóboras laranja, que facilmente dão uma refeição saudável, você não precisa se enfiar em caixas de biscoito para se consolar ou se "nutrir".

Ou seja, comprar em grande quantidade não funciona com alimento fresco (a não ser que você compre frutas congeladas para fazer vitaminas). Não só não funciona, como a compra em excesso de alimentos industrializados vai apenas atrapalhar a sua perda de peso e seus objetivos. Em vez de ir atrás de barrinhas açucaradas, prefira um pedaço de fruta ou barrinhas feitas de ingredientes integrais, com energia e oferta de proteína adequadas... afinal, assim como consumir alimentos saudáveis, fazer compras é um hábito. Portanto, vamos substituir a compra de grandes quantidades de alimentos industrializados e não saudáveis com um hábito revolucionário: consumir alimentos à base de vegetais.

POR QUE PREFERIR ORGÂNICOS

O alimento orgânico não é apenas modismo. O modo como o alimento é cultivado tem um impacto sobre a nossa saúde tanto quanto o seu preparo. Alimentos processados de forma artificial e química e alterados genética e sinteticamente não chegam ao nosso prato apenas em embalagens brilhantes. Quando as frutas, hortaliças e outras plantas alimentícias são cultivadas em condições irresponsáveis, a qualidade dos produtos padece, bem como seus benefícios nutricionais. Quando aplicam cera nas maçãs, para vendê-las mais, elas ficam brilhantes, mas também cobertas com uma coisa que, provavelmente, ninguém gostaria de comer.

Existem cerca de 400 tipos de pesticidas usados nas plantações (não orgânicas), que demandam mais energia, mais água e acabam com a fertilidade do solo. Em consequência, roubam do nosso organismo os mesmos nutrientes que procuramos para um bem-estar total, expondo-nos desnecessariamente aos perigosos efeitos desses métodos.

Evitar os alimentos com altos teores de agrotóxicos ajuda a reduzir o risco de certas doenças, inclusive doença de Alzheimer e de Parkinson, autismo e endometriose. Procure por produtos orgânicos, sem transgênicos, de modo que você e sua família possam desfrutar de todos os benefícios de uma alimentação bem feita, sem os inconvenientes dos resíduos de pesticidas.

Alimentar-se de produtos orgânicos garante (por definição legal) que os alimentos consumidos sejam cultivados sem o uso de herbicidas e pesticidas artificiais, hormônios de crescimento, organismos geneticamente modificados nem fertilizantes sintéticos. Assim, os alimentos orgânicos são mais nutritivos e mais ricos em vitaminas e minerais.

Embora os níveis de agrotóxicos, nos Estados Unidos, sejam estabelecidos pelo Ministério da Agricultura, e as frutas e hortaliças sejam lavadas antes de chegarem aos mercados locais, muitas ainda podem conter resíduos químicos. Na verdade, até 65% desses produtos ainda podem conter pesticidas. Mas quais são os produtos mais afetados?

Todos os anos, o Environmental Working Group* identifica os doze alimentos com maior nível de pesticidas quando chegam aos mercados. São chamados de "doze sujos". No Brasil, a Agência Nacional de Vigilância Sanitária (Anvisa) oferece esse tipo de informação. A seguir, você pode conferir a lista da Anvisa, em ordem decrescente de teor de agrotóxicos:

- Pimentão
- Morango
- Pepino
- Alface
- Cenoura
- Abacaxi
- Beterraba
- Couve
- Mamão
- Tomate
- Laranja
- Maçã

A lista ainda continua com: arroz, feijão, repolho, manga, cebola e batata. De acordo com a Anvisa, quase um terço dos vegetais mais consumidos pelos brasileiros apresentam resíduos de agrotóxicos em níveis inaceitáveis.

---

* Organização Não Governamental (ONG) norte-americana voltada para questões ambientais. No Brasil, informações a respeito de alimentos com maior carga de agrotóxicos, bem como listas de produtores orgânicos, podem ser encontradas no *site* do Instituto Brasileiro de Defesa do Consumidor (Idec) [acesso em 18 jun. 2015]. Disponível em: www.idec.org.br. (N. da T.).

A COZINHA DA REVOLUÇÃO DE 22 DIAS

Escolher os alimentos que estão mais no final da lista ou que nem estejam na lista pode ser uma alternativa mais saudável, caso não haja opção melhor. Se você comprar produtos que estejam nessa lista, certifique-se de lavá-los bem antes de consumi-los. Retirar a casca também pode ajudar a reduzir o resíduo de agrotóxicos.

Além das frutas e hortaliças frescas, é importante também considerar os alimentos processados feitos com produtos que estejam em listas como essa. O morango, por exemplo, tão querido das crianças, e muito usado em doces, sorvetes e sucos, está no alto da lista. Prefira, se possível, versões orgânicas para diminuir a ingestão de agrotóxicos.

Se você não tem como encontrar opções orgânicas no seu supermercado, existem feiras e quitandas regionais que podem ser mais saudáveis, dependendo da origem dos produtos.

Os vegetais são ótimos, e melhores ainda quando organicamente cultivados. Nós agradecemos e o planeta também!

MERCADO, SUPERMERCADO, QUITANDA, FEIRA, FEIRA ORGÂNICA

Onde comprar os seus produtos? Se você está pronto para experimentar alguns sabores novos e descobrir os seus produtos frescos preferidos, existem muitas formas de fazer isso.

- **DÊ AO SUPERMERCADO O SENTIDO DE "SÚPER".** Mesmo que você sempre faça compras na mesma loja há anos, aposto que existe uma variedade de hortaliças e frutas que nunca experimentou – seja porque são desconhecidas, seja porque não sabe o que fazer com elas. Faça a você mesmo um favor: da próxima vez que for ao supermercado, pegue uma fruta ou hortaliça que nunca tenha comprado, leve para casa e pesquise o que fazer com ela. Expandindo o conhecimento sobre as hortaliças que come, você vai fazer com que estes 22 dias virem 23, e assim por diante.
- **PROCURE QUITANDAS DE PRODUTORES LOCAIS.** Existem feiras e quitandas em todo canto, e são ótimos lugares para explorar as ofertas sazonais de sua região. Frequentar essas feiras e quitandas semanalmente pode ser divertido para você e para a fa-

125

mília. Vocês podem aprender e experimentar juntos. Se encontrar alguma coisa desconhecida numa quitanda, basta perguntar! A pessoa responsável provavelmente vai poder informar sobre como você pode desfrutar da compra.

- **JUNTE-SE A ASSOCIAÇÕES DE PRODUTORES ORGÂNICOS.** Trata-se de uma ótima forma de se envolver com os agricultores regionais, de obter produtos frescos, itens regionais e, ao mesmo tempo, dar apoio à economia de sua comunidade e da sua região e à sobrevivência de um dos ramos mais importantes da economia: a agricultura. Na América do Norte, existem as Community Supported Agriculture (CSA, ver a seguir). No Brasil, as CSA também já se fazem presentes, embora em número pequeno, além de haver inúmeras outras associações de produtores orgânicos.

CSA E ASSOCIAÇÕES, DE PERTO

A agricultura é um ramo cheio de desafios, no qual grande parte da renda tem origem em apenas alguns meses. As associações de produtores orgânicos, em geral, e as CSA, em particular, propiciam um contrato entre você e os produtores locais, de modo que eles tenham renda em troca do cultivo. É o melhor dos dois mundos: você consegue hortaliças frescas, e o produtor, uma fonte de renda constante.

Como funciona

De acordo com uma cota de subvenção, o produtor se compromete a uma entrega semanal de produtos (ou você pode combinar de ir buscar). Dependendo do seu investimento, você recebe uma cesta pequena, média ou grande de produtos frescos, toda semana. E também pode personalizar a sua cesta (até certo ponto), a fim de incluir ou excluir certas hortaliças.

Por que isso é diferente de qualquer outro serviço de entrega? É diferente porque você está contribuindo com uma cota para a produção e não apenas comprando verduras.

Por que é maravilhoso

Embora a gente possa ir até a feira ou a quitanda toda semana, para muita gente, isso não é viável. Participar de uma CSA ou de outra associação desse tipo oferece a você hortaliças frescas por 8 a 10 semanas ao longo do ano (ou mais, dependendo de onde você esteja), ao mesmo tempo em que apoia os produtores regionais, sem atravessadores. Além de apoiar os agricultores, você também ajuda o planeta, reduzindo as emissões de carbono, uma vez que as hortaliças vão chegar de um lugar mais próximo, reduzindo o uso de transportes. E mais, se puder participar de alguma associação, vai ter acesso a produtos livres de agrotóxicos e outras químicas maléficas.

Faça uma pesquisa em sua região para encontrar o tipo de associação ou de serviço que melhor combine com a sua rotina e que ofereça a você uma seleção atraente de produtos.

O RESTO DA LOJA

Depois de ter enchido o carrinho com frutas e hortaliças frescas, você está pronto para encarar os demais corredores.

Alimentos enlatados

Podem ser a base para diversas refeições: molhos, sopas, temperos. Feijão enlatado ou a granel, massa de tomate ou tomate enlatado, caldos, leite de coco, molhos de pimenta. Compre latas sem bisfenol ou prefira potes de vidro.

Sementes e oleaginosas

Acrescentar sementes e oleaginosas às suas refeições reforça as proteínas e os minerais essenciais, entre outros nutrientes. Entre as sugestões, estão: chia, linhaça, nozes, sementes de abóbora, castanhas de caju e amêndoas. As oleaginosas e as sementes não ficam frescas sempre. Troque o seu estoque com regularidade, para não mofarem. Ou conserve-as na geladeira.

Temperos e ervas desidratadas

Além de dar mais sabor às suas refeições, os condimentos e as ervas contêm micronutrientes essenciais. Embora seja melhor usar ervas frescas, ter um estoque de ervas desidratadas pode melhorar o sabor de qualquer refeição, de modo que você possa se deliciar com pratos veganos em vez de ficar sofrendo. Em pratos doces, experimente canela, gengibre, essência de baunilha e até uma pitada de pimenta-de-caiena. Outras sugestões para ter à mão: tomilho, orégano, manjericão, páprica, cominho, cúrcuma, coentro, entre outros.

Condimentos e molhos

Você pode usar os condimentos como molhos, mas também como adoçantes, como espessantes, para dar mais sabor ou em marinadas. Algumas sugestões: xarope de agave, pasta de amêndoas, pasta de curry, tahine, shoyu e tamari (molho de soja sem glúten), mostarda e levedura nutricional. Alguns dos meus molhos preferidos são feitos à base de tahine e suco de limão.

Grãos

Grãos integrais saudáveis são uma excelente base para pratos ou guarnições e oferecem proteínas e carboidratos. Para o café da manhã, almoço ou jantar, tenha os seguintes itens à mão: arroz integral, quinoa, aveia em flocos sem glúten, tortilhas de milho, painço, cereal de arroz. Para as massas, procure opções mais saudáveis que a semolina comum: massa de arroz, de quinoa ou outra massa sem glúten.

Azeites e vinagres

Assim como os condimentos, os azeites e vinagres podem transformar uma comida insossa em algo fantástico. Faça molhos ou marinadas ou use-os como uma base saudável para um refogado. As sugestões incluem azeite de oliva extra virgem, óleo de coco, vinagre balsâmico e vinagre de maçã. Mas você pode experimentar vários tipos de azeite e de vinagre para dar sabor às suas refeições. (Lembre-se: quando se trata de azeites, moderação é sempre importante.)

Frutas secas e chocolates

As frutas secas são ótimas para tudo, de saladas a sobremesas, e quem consegue viver sem um pedaço de chocolate amargo de vez em quando? Você vai encontrar uma receita de biscoitos de chocolate da Marilyn no final deste livro. Além disso, tâmaras e outras frutas secas podem ser usadas para adoçar vitaminas e itens de confeitaria, em substituição ao açúcar.

Bebidas

Como parte de um estilo de vida saudável, a água vai ser a sua bebida para todas as horas, mas você também vai querer ter outros líquidos à mão. Para usar em vitaminas ou com cereais, um bom leite de amêndoas ou de outra oleaginosa funciona bem. E a água de coco é um belo acréscimo em vitaminas ou para repor os eletrólitos depois de atividades físicas intensas.

PREPARE-SE PARA O SUCESSO!

Está pronto? Então, vamos lá! Você já tomou a decisão de descer da rodinha de hamster. Aprendeu o valor de comer vegetais e aprendeu como arrumar a sua cozinha para ajudar a criar hábitos melhores ao longo dos próximos 22 dias. Tem um objetivo e um plano, conta com a lista de compras, as receitas e os cardápios que virão a seguir.

Sempre que for fazer compras, sempre que abrir o armário de mantimentos, faça isso com consciência. Preste atenção! Fuja da rotina! Crie hábitos novos e conscientes.

8

AS LISTAS DE COMPRAS DA REVOLUÇÃO DE 22 DIAS

FIQUE PRONTO PARA SER APRESENTADO a algumas frutas e hortaliças deliciosas – ou reapresentado a algumas preferências antigas com alguns novos preparos que vão realmente surpreender você. A chave para uma alimentação saudável à base de vegetais é a variedade! Antes de começar este programa, talvez você se inclinasse a pegar o mesmo espinafre congelado de sempre. Ou a mesma couve. Ambos fazem muito bem, e eu mesmo adoro salada de couve, mas, à medida que for traçando o seu caminho e cozinhando deliciosas refeições nesses 22 dias, você vai conhecer novas hortaliças, grãos e leguminosas, combinados de maneiras instigantes para estimular o seu paladar.

Ao mudar os hábitos, comendo verdes, vermelhos, laranjas e amarelos, você vai começar a apreciar todas as estações, de modo a ter variedade em diferentes épocas do ano. A Revolução de 22 Dias não significa privação! A privação não funciona e não é sustentável. Expanda o seu paladar ao experimentar variedades diferentes de abóbora, maçã, cerejas e verduras, desfrutando da abundância de cores e sabores das estações, além dos benefícios à saúde de uma alimentação à base de vegetais frescos.

UTENSÍLIOS DE COZINHA FUNDAMENTAIS

A cozinha da Revolução de 22 Dias precisa de:

- Xícaras e colheres de medida
- Liquidificador ou processador
- Fatiador de legumes em espiral (excelente para fazer massas vegetais tipo espaguete)
- Esteira de bambu para sushi

SEMANA 1 LISTA DE COMPRAS

As frutas e hortaliças frescas são a espinha dorsal de uma alimentação vegana surpreendente, mas há certos itens da despensa que transformam os produtos frescos em uma refeição que satisfaça.

A fim de se preparar para o seu programa Revolução de 22 Dias, você vai comprar nesta semana o seu arsenal e fazer estoque de farinhas, cereais, azeites, vinagres e oleaginosas, bem como de todas as frutas e hortaliças frescas com as quais vai se deliciar depois.

Itens da despensa

FARINHAS

bicarbonato de sódio

farinha de amêndoa

farinha de arroz integral

farinha de aveia sem glúten

goma de tapioca

AZEITES/VINAGRES

azeite de oliva extra virgem

óleo de açafrão (ou óleo de canola)

óleo de coco

vinagre balsâmico

vinagre de maçã

TEMPEROS/CONDIMENTOS

alho em pó

canela em pó

coentro

cominho em pó

cúrcuma em pó

curry em pó

essência de baunilha

manjericão fresco (ou manjericão desidratado)

gengibre fresco ou em pó

páprica doce

pimenta-de-caiena

AS LISTAS DE COMPRAS DA REVOLUÇÃO DE 22 DIAS

pimenta-do-reino moída
sal marinho
salsinha desidratada

CONDIMENTOS/DIVERSOS

alcaparras
algas marinhas nori
azeitonas kalamata
chocolate vegano em lâminas

corações de alcachofra (em lata sem
    bisfenol ou em pote de vidro)
maionese de canola
molho de soja sem glúten
    (tamari)
purê de maçã
tâmaras sem caroço
xarope de bordo ou de agave

Semana 1

CEREAIS/LEGUMINOSAS

arroz-cateto integral
aveia
feijão-preto
grão-de-bico (em lata sem bisfenol ou
    em pote de vidro)
lentilhas beluga
lentilhas verdes
pão vegano sem glúten
quinoa (em geral, encontrada entre
    os cereais, embora seja semente)

HORTALIÇAS E FRUTAS

abacate pequeno (de 3 a 4)
abobrinha
alface-romana
alho
banana
batata-doce (1)
berinjela (1)
brócolis

cebola (2)
cenoura
couve
couve-flor
echalota
espinafre
frutas frescas (inteiras)
grapefruit (1)
jicama
limão-siciliano (6)
limão-taiti (3)
maçã verde (3)
mirtilos frescos
pepino (2)
pimenta jalapeño
salsão (picado)
tomate (2)
tomate italiano (3)
tomate-cereja (1 caixinha)
tomate sweet grape (1 caixinha)
uvas verdes

133

SEMENTES/OLEAGINOSAS/
CASTANHAS/FRUTAS SECAS/
LEITE VEGANO
castanhas de caju cruas, sem sal
leite de amêndoa (com ou sem
    baunilha; experimente os dois)
leite de coco
farinha de linhaça

nozes
outras oleaginosas de sua preferência
    cruas sem sal
pasta de amêndoas ou de girassol
pinhões
sementes de chia (2 xícaras)
sementes de gergelim
tahine

SEMANA 2 LISTA DE COMPRAS

Você já tem um estoque maravilhoso de azeites, vinagres, temperos e ervas em sua despensa, suficiente para se esbaldar em pratos veganos. Nesta semana, você vai acrescentar mais alguns grãos e feijões à lista e vai fazer uma boa compra de frutas e hortaliças. Felicidades na cozinha!

CEREAIS/LEGUMINOSAS
arroz-cateto integral
feijão-carioca
feijão-preto
lentilhas beluga
quinoa

FRUTAS E HORTALIÇAS
abacate pequeno (3)
alface-americana
alface-romana (1 pé)
alho
batata-doce (1)
beterraba (2)
brócolis
cebola
cebola-branca (1)
cebolinha
cenoura

couve
couve-flor
erva-doce
espinafre
figo (seco)
frutas frescas
gengibre
laranja
limão-siciliano (3)
limão-taiti (4)
maçã (1)
maçã fuji (1)
maçã verde
manjericão fresco
mirtilos congelados
pepino (4)
pera (2)
pimenta (2)
salsão

AS LISTAS DE COMPRAS DA REVOLUÇÃO DE 22 DIAS

salsinha (fresca)
tomate grande e maduro (8)
tomate-cereja (2 caixinhas)
uvas

SEMENTES/OLEAGINOSAS
amêndoas
castanhas de caju
sementes de girassol

TEMPEROS/CONDIMENTOS
mostarda (tradicional)

MAIS
aveia sem glúten
leite de amêndoas
leite de coco (1)
linguine, de preferência sem glúten
   (1 caixa)
palmito (em conserva)

SEMANA 3 LISTA DE COMPRAS

A esta altura, você já sabe em que prateleira do supermercado estão a sua araruta e a sua quinoa e, principalmente, está acostumado a encher o seu carrinho de hortaliças e frutas. Que tal fazer compras com consciência, com propósito, sabendo que está oferecendo a si mesmo o melhor do melhor? É incrível, e você nem precisa me dizer isso. Eu já sei.

CEREAIS/LEGUMINOSAS
arroz integral
feijão-preto
grão-de-bico (cru, a granel)
grão-de-bico (em conserva; em lata
   sem bisfenol ou em pote de vidro)
lentilhas beluga
lentilhas em conserva (em lata sem
   bisfenol ou em pote de vidro)
lentilhas verdes
quinoa

FRUTAS E HORTALIÇAS
abacaxi
abobrinha grande (1)
alface-romana

banana (1 dúzia)
batata-doce (1 grande)
berinjela (1 a 2 grandes)
brócolis (1)
broto de alfafa (caixinha)
cebola
cebolinha
cenoura (1 pacote)
couve
couve-flor (1)
cúrcuma
echalota
espinafre
limão-siciliano (3)
limão-taiti (6)
manjericão picado (ou desidratado)

A REVOLUÇÃO DE 22 DIAS

pepino (6)

pimenta de qualquer variedade
(5 médias)

salsão (1)

salsinha

tomate (8 grandes)

tomate italiano (3)

tomate-cereja (1 caixinha)

SEMENTES/OLEAGINOSAS

castanhas de caju cruas (1 xícara)

farinha de linhaça

nozes cruas, sem sal

pasta de semente de girassol

MAIS

alcaparras

figo (seco)

homus

leite de amêndoa (com baunilha)

leite de coco (1)

linguine, de preferência sem glúten
(1 caixa)

palmito (em lata sem bisfenol ou em
pote de vidro)

purê de maçã

tâmaras

PARTE TRÊS

VAMOS LÁ!

Os cardápios da Revolução de 22 Dias

9

SEMANA 1
CONSTRUINDO HÁBITOS VENCEDORES

O início de sua jornada! Dar início a uma nova maneira de se alimentar é como viajar: você pode planejar, imaginar, fazer compras, mas o que vai ser da experiência é algo que terá de descobrir. É aí que está a beleza de um caminho pessoal. Como vai se sentir será próprio de você. Os desafios que encarar vão ser seus. Você vai ter que contar com sua força de vontade se quiser que essa missão seja bem-sucedida. E estou aqui para lhe dizer que pode ser bem-sucedida. É possível identificar os hábitos que o impediram de perder o peso desejado e levar a vida de energia e saúde que você deseja. Esta é a oportunidade de distinguir esses hábitos e desenvolver estratégias para permanecer comprometido com este programa. Assim que começar a consumir essas comidas generosas, vai ficar cada vez mais fácil.

E depois vai haver um momento que fica mais difícil. Pois assim é a vida! Um regime não acontece no vácuo. Claro, você pode fazer um retiro de sete dias em que as pessoas preparam a comida ou participar de um programa de tevê que o ajude durante seis meses, mas em algum momento vai ser preciso voltar para casa, onde os seus velhos hábitos o esperam.

Ao longo das próximas três semanas, concentre a sua atenção em uma lição importante a cada dia, fazendo escolhas consistentes e conscientes a fim de estabelecer novos caminhos neurais para formar hábitos positivos. Perceba como se sente enquanto come esse delicioso cardápio à base de vegetais. Logo você vai desfrutar dos benefícios de todo o espectro de vitaminas e minerais e vai se sentir com mais energia, dormir melhor e

A REVOLUÇÃO DE 22 DIAS

com mais vitalidade. Vai estar no rumo de hábitos que vão ajudar você a continuar nesse caminho da melhor versão de si mesmo.

A Revolução de 22 Dias depende de planejamento e cozinha. Você vai aprender qual é a estrutura de uma alimentação saudável e deliciosa à base de vegetais, que vai conduzi-lo para além desses 22 dias e se tornar um item de primeira necessidade no repertório de sua família. Você deve se dispor a seguir esse programa de 22 dias para valer. Estabeleci refeições que combinam umas com as outras a fim de propiciar um equilíbrio entre macro e micronutrientes. No entanto, sei que durante esses 22 dias você vai estar ocupado e vai ter de comer fora e talvez as demandas da vida se imponham. Insisto que arranje tempo para você durante este importante percurso.

Porém, quando não tiver tempo de cozinhar e desfrutar dos pratos, esteja preparado. Verifique o cardápio no site dos restaurantes a fim de escolher refeições que se comparem com a que vai deixar de fazer. Cozinhe com antecedência, preparando os pratos ou parte deles no fim de semana para se precaver para uma segunda-feira ocupada. Quando em dúvida, prefira uma refeição vegana à base de vegetais, como uma salada com hortaliças grelhadas e castanhas ou um refogado de legumes (com pouco óleo) com quinoa, ou ainda, se o aperto for grande, invente uma refeição com várias porções de hortaliças.

Não repeti muitas refeições nesse programa de 22 dias, pois a variedade é uma das delícias de cozinhar e comer. Mas, se houver alguma receita de que gosta muito, que seja fácil de preparar ou que agrade a sua família, fique à vontade para repeti-la mais vezes. Tente aumentar as porções do jantar a fim de ter o suficiente para o almoço do dia seguinte. Faça com que o programa funcione para você. Preste atenção apenas em não consumir refeições com muitos carboidratos, com muitas leguminosas ou grãos como a quinoa para o jantar, pois elas podem frear a perda de peso.

Lembre-se da importância de alimentos poderosos, que são a base das refeições nestes 22 dias. Eles estão entre os mais saudáveis e mais nutritivos e é possível encontrá-los nas receitas marcadas com o símbolo ▲.

Dia a dia, ao longo desses 22 dias, vamos estimular hábitos novos positivos de modo que você se aproprie deles. Esses hábitos novos e saudáveis vão substituir os antigos, que o prejudicaram. Assim, depois, não importa onde esteja – em casa, de férias, em festas, em restaurantes –, vai ter o instinto certo para fazer escolhas saudáveis!

DIA 1
SINTA-SE PODEROSO

Bem-vindo ao dia 1 – o primeiro dia do melhor de sua vida. Quando acordou esta manhã, espero que você tenha tido a sensação de que estava começando algo novo. Os próximos dias serão animados e desafiadores e vão valer 100% do seu esforço. As escolhas que fizer, começando hoje, têm a capacidade de mudar a sua vida toda.

Lembre-se, não é preciso estar em boa forma para aproveitar o poder de fazer exercícios. Sabia que a gente queima praticamente o mesmo tanto de calorias caminhando ou correndo? Não é preciso caminhar depressa. Basta caminhar.

Faça da boa forma um hábito: a partir da página 251, você encontra exercícios que pode fazer em qualquer lugar. Ou então vá até a calçada ou a pista de cooper e ponha o seu metabolismo para funcionar. A atividade física é o complemento perfeito para a alimentação com vegetais, pois, como já aprendemos, uma dieta à base de vegetais aumenta a temperatura de seu metabolismo. Ficando em forma, a temperatura aumenta mais um pouco. E não é o que desejamos? Transformar o seu corpo. Mudar a sua energia. Construir hábitos que o conservem sempre forte.

A REVOLUÇÃO DE 22 DIAS

CARDÁPIO DO DIA 1

• Café da manhã

Mingau de aveia com banana e mirtilos

Rendimento: 1 porção

Ricas em potássio, as bananas são boas para o coração; seu teor de esteróis é bom para as taxas de colesterol, e as fibras são benéficas para reduzir o risco de doenças cardíacas. Com vitaminas e minerais, a banana é uma escolha excelente para os atletas de resistência, fácil de carregar e gostosa de comer. Uma pesquisa de 2012 descobriu que o consumo de meia banana a cada 15 minutos ofereceu aos ciclistas de longa distância tanta energia quanto uma bebida própria para esportes.[1]

1 xícara de leite de amêndoa (ou outro leite vegetal)
½ xícara de aveia em flocos finos (em flocos grandes demora mais para cozinhar)
1 banana
½ xícara de mirtilos frescos ou descongelados

1. Leve ao fogo alto uma panela com o leite vegetal e a aveia.
2. Mexa sempre até obter a consistência desejada.
3. Despeje a mistura em uma tigela, colocando por cima a banana fatiada e os mirtilos.

• Almoço

Salada de quinoa com lentilhas

Rendimento: 2 porções

Como contém no mesmo prato alimentos poderosos como a quinoa e as lentilhas, uma única porção desta salada já oferece a você muita proteína, fibras, ácido fólico e ferro. Mais uma razão para se deliciar neste almoço...

---

1 http://www.whfoods.com/genpage.php?tname=foodspice&dbid=7. [acesso em 22 jul. 2014].

SEMANA 1: CONSTRUINDO HÁBITOS VENCEDORES

▲ 1 xícara de quinoa

1 xícara de lentilhas

½ colher (chá) de sal marinho

1 colher (sopa) de cominho em pó

1 colher (sopa) de coentro picado

1 cenoura grande picada

uma pitada de pimenta-do-reino moída

um punhado de espinafre

1. Em uma peneira fina, lave a quinoa, escorra e coloque-a em uma panela média.
2. Acrescente 2 xícaras de água e uma pitada de sal. Leve à fervura, depois abaixe o fogo e deixe cozinhando até a quinoa absorver a água e ficar fofa (cerca de 15 a 20 minutos).
3. Lave 1 xícara de lentilhas e coloque-as em uma panela média.
4. Acrescente 2 xícaras de água, o cominho, o coentro, a cenoura e a pimenta-do-reino.
5. Leve à fervura, abaixe o fogo e deixe cozinhando por 20 a 30 minutos. Acrescente água se necessário, de modo que as lentilhas fiquem ligeiramente cobertas.
6. Sirva a quinoa em cima de uma cama de espinafre e cubra com as lentilhas.

• Jantar

Tacos de alface com nozes

Rendimento: 4 porções

Use a criatividade e fique à vontade para preparar estes tacos com amêndoas ou qualquer outra combinação de castanhas!

2 pés de alface-romana

1 caixinha de tomates-cerejas (2 xícaras, aproximadamente)

2 xícaras de nozes

1½ colher (sopa) de cominho em pó

1 colher (sopa) de coentro picado

A REVOLUÇÃO DE 22 DIAS

1 colher (sopa) de vinagre balsâmico
1 colher (sopa) de vinagre de maçã
uma pitada de páprica doce em pó
uma pitada de alho em pó
uma pitada de pimenta-do-reino moída
2 avocados ou 1 abacate pequeno
½ colher (sopa) de salsinha desidratada
sal e pimenta-do-reino moída a gosto
suco de 1 limão-taiti

1. Lave bem e escorra a alface e os tomates, usando uma peneira e papel-toalha. Corte os tomates ao meio. Reserve enquanto prepara os demais ingredientes.
2. Coloque as nozes e todos os temperos no liquidificador. Com a tecla pulsar, vá batendo sem deixar muito homogêneo, para continuar com os pedacinhos de nozes.
3. Espalhe a massa de nozes sobre as folhas de alface, dividindo-a em 4 porções iguais.
4. Corte os abacates ao meio e retire o caroço. Tire a casca e corte em pedacinhos iguais.
5. Disponha os pedacinhos de abacate e de tomate sobre a massa de nozes. Salpique a salsinha por cima, tempere com a pimenta e o sal e regue com o suco de limão.

ATIVIDADE FÍSICA

- **EXERCÍCIOS CARDIOVASCULARES:** Faça de 30 a 45 minutos dos exercícios cardiovasculares de sua preferência (exemplos no Capítulo 14), seguidos de 10 a 15 minutos de alongamento.

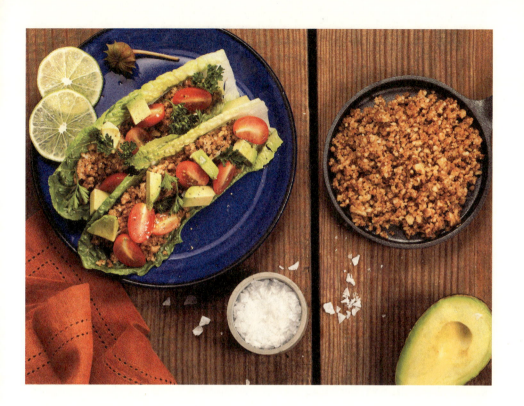
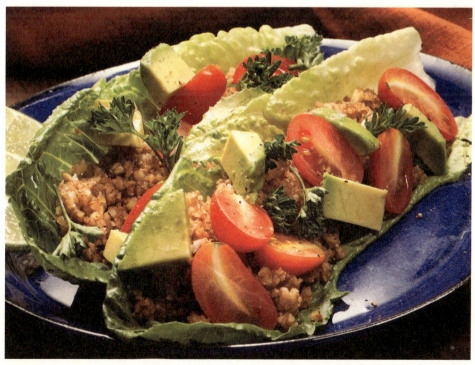
Tacos de alface com nozes, p. 143

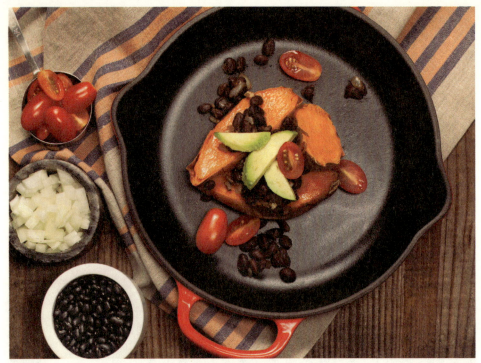

Feijão à moda espanhola com batata-doce, p. 146

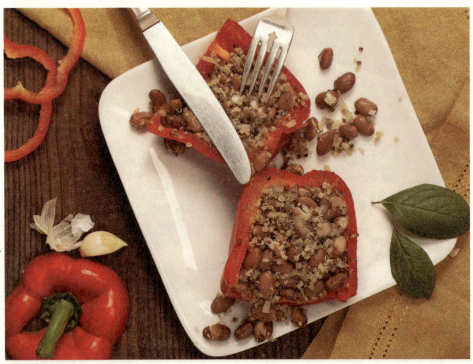

Pimentão recheado de quinoa, p. 202

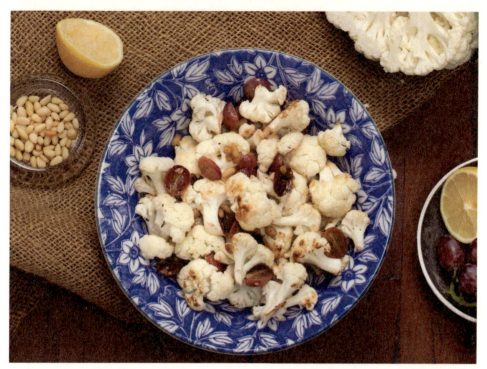

Couve-flor assada com uvas e pignoli, p. 151

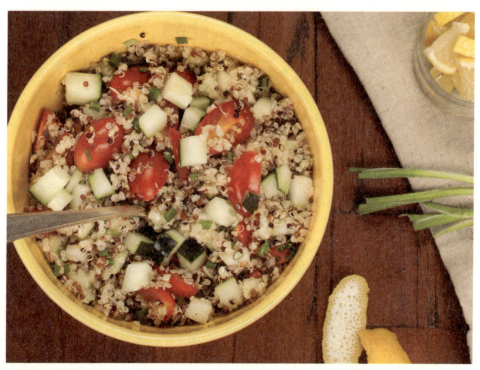

Tabule de quinoa, p. 197

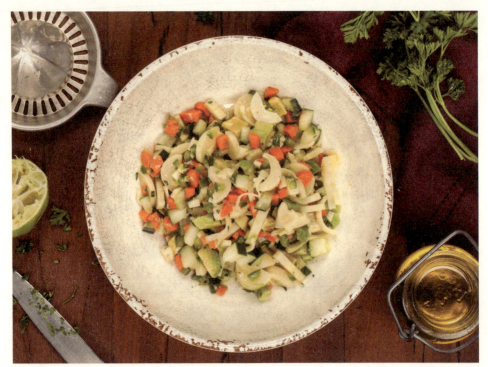

Ceviche, p. 209

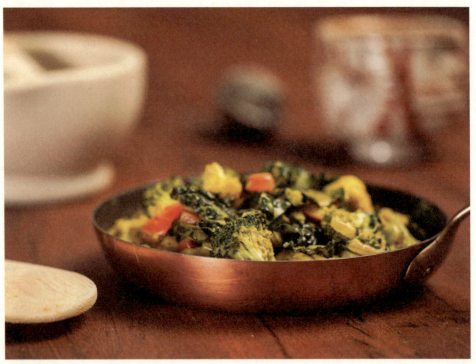

Curry de legumes, p. 163

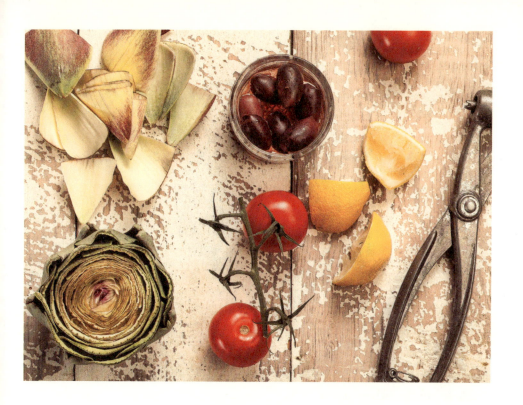

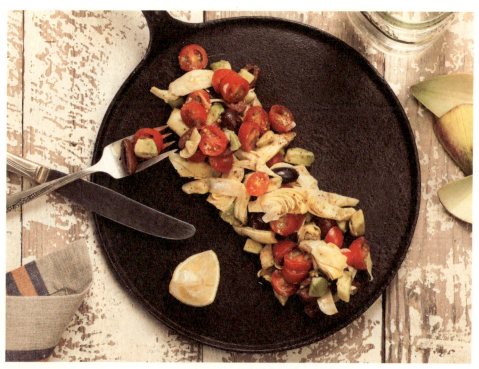

Salada de alcachofra, tomate e abacate, p. 147

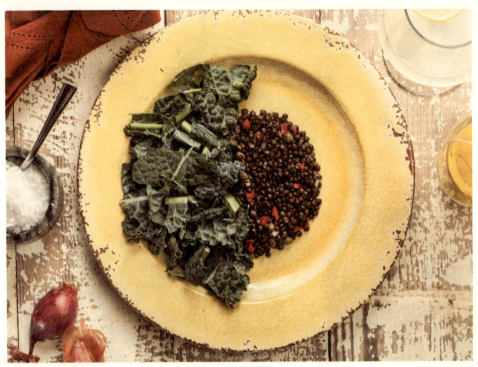

Salada de lentilhas beluga, p. 164

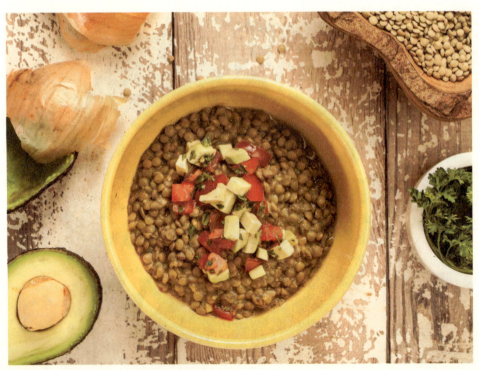

Sopa de lentilha com abacate e tomate, p. 150

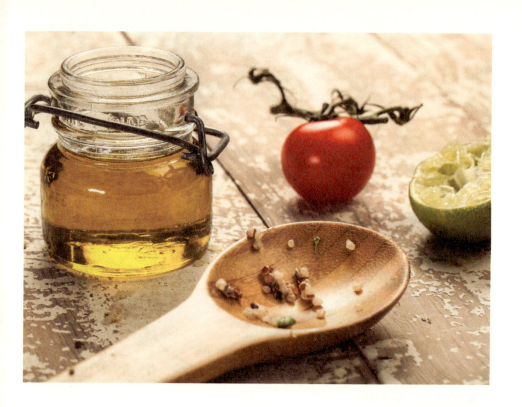

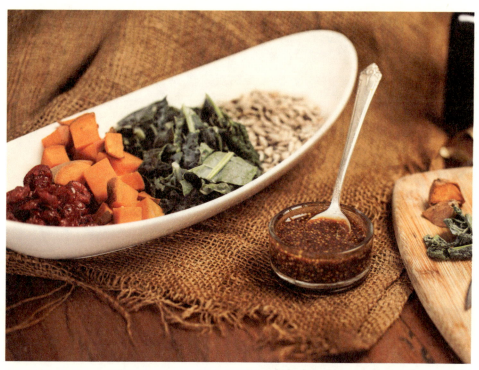

Salada de couve com batata-doce, p. 189

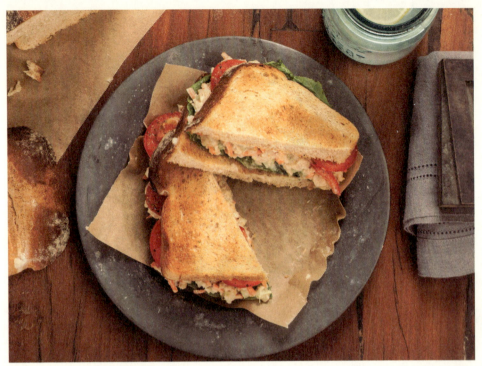

Sanduíche de grão-de-bico, p. 167

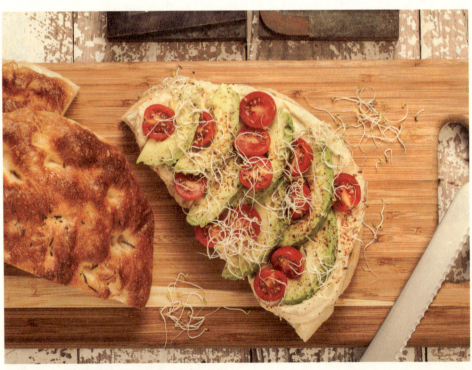

Tartine com homus e brotos de alfafa, p. 213

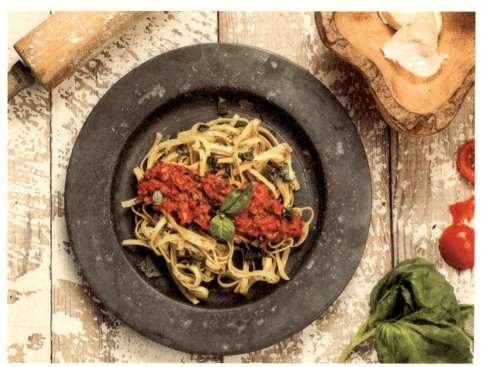

Linguine sem glúten com tomate e manjericão, p. 175

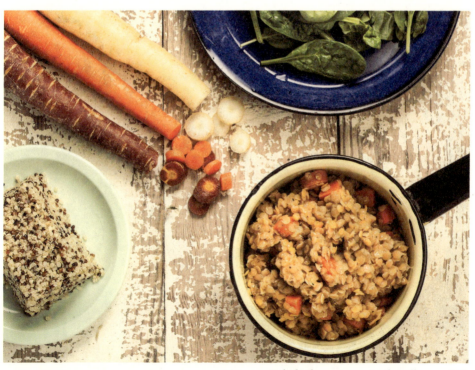

Salada de quinoa com lentilhas, p. 142

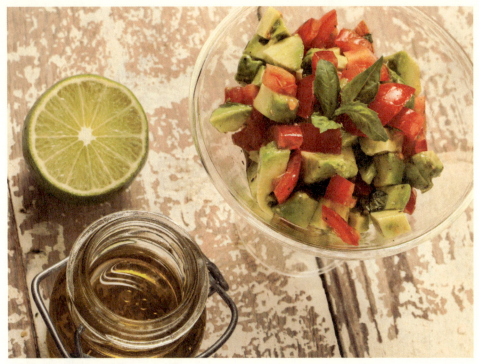

Salada de tomate e abacate, p. 180

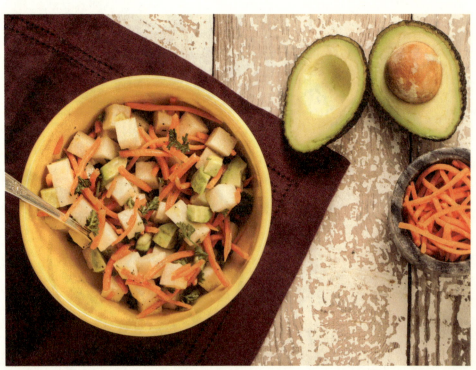

Salada de yacon e abacate, p. 168

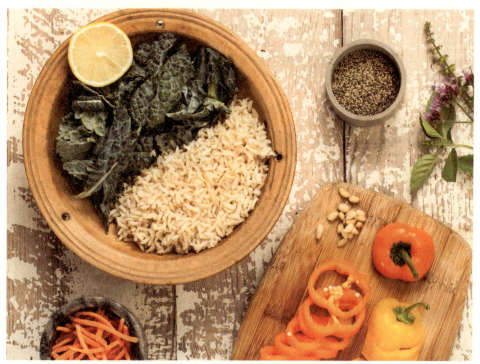

Tigela de arroz integral e couve, p. 179

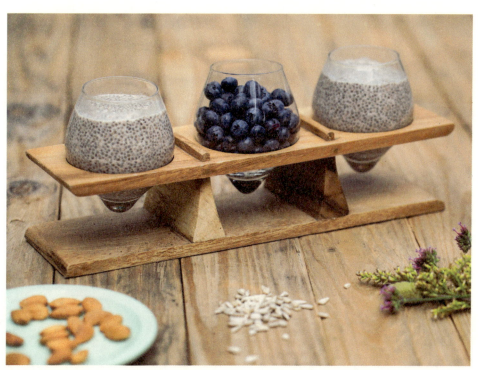

Mingau de chia, p. 150

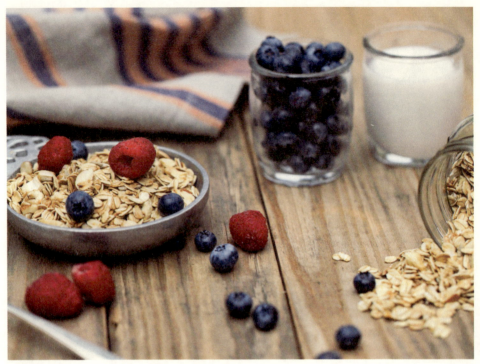
Granola caseira com frutas vermelhas, p. 179

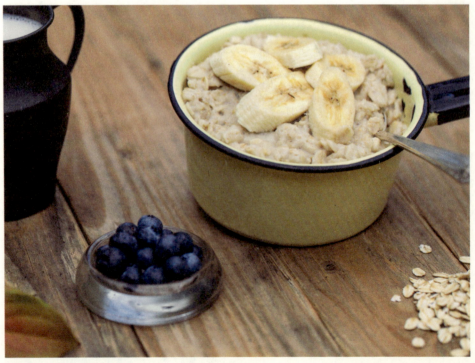
Mingau de aveia com banana e mirtilos, p. 142

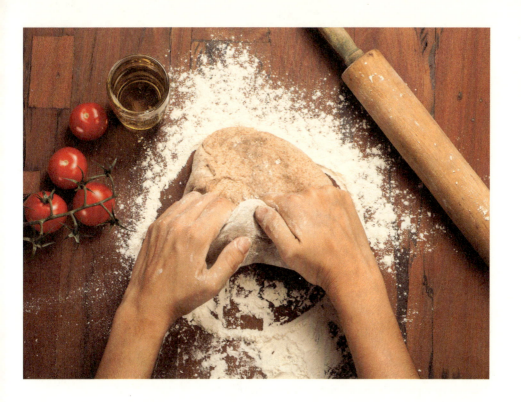

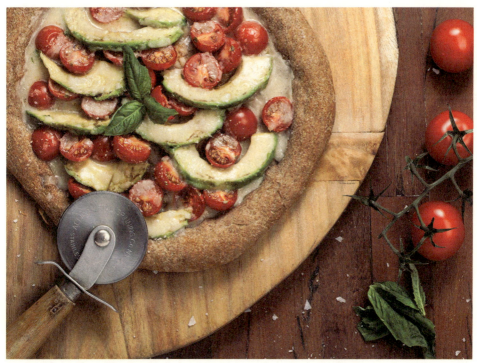

Pizza de massa fina, p. 154

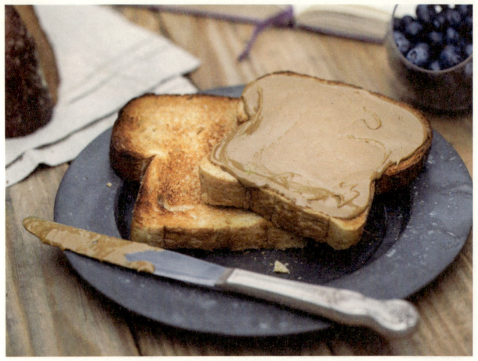
Torrada com pasta de amendoim e mirtilos, p. 167

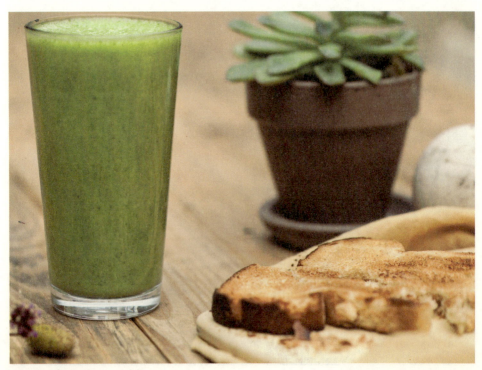
Suco verde magro, p. 146

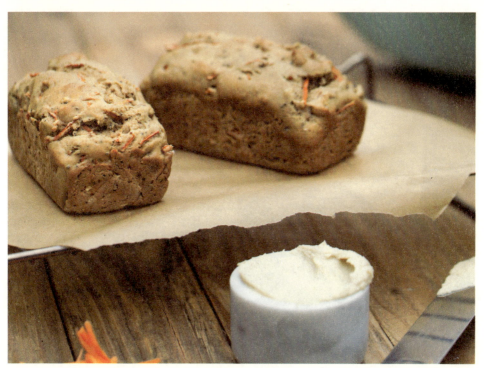

Pão de cenoura com cobertura da Marilyn, p. 298

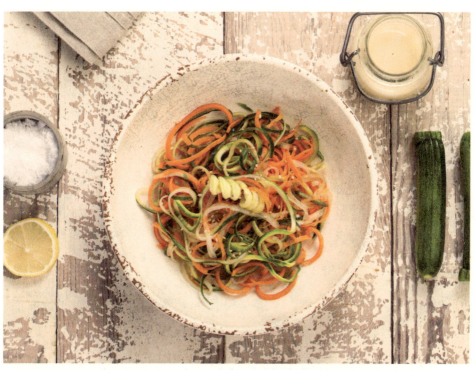

Salada crua de abobrinha, cenoura e pepino, p. 155

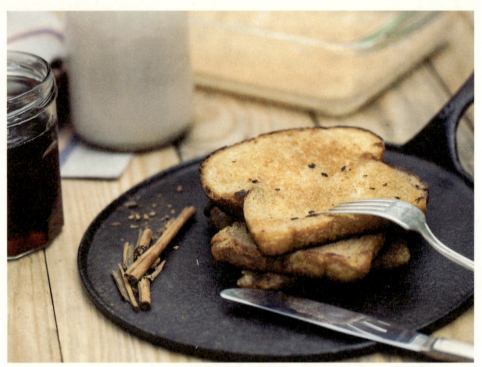

Rabanada, p. 188

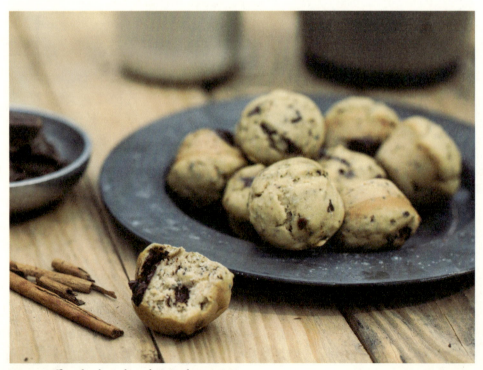

Minimuffins de chocolate da Marilyn, p. 303

DIA 2

SAIBA QUE VOCÊ VALE TUDO ISTO

Mudar não é fácil. Quando você começar a estabelecer os hábitos de um estilo de vida saudável, que vão ajudá-lo a se sentir bem e ficar em plena forma, haverá momentos em que você ficará tentado a desistir, a voltar para os hábitos da semana anterior. É então que o convido a se lembrar de que o esforço vale a pena, de que você vale esse esforço e merece os benefícios resultantes dele.

Tenha com você o mesmo respeito, cuidado e consideração que oferece às pessoas a sua volta. Você é precioso e valioso. Merece a melhor vida possível. Portanto, cuide-se, alimente-se das melhores comidas disponíveis.

Quando você se sente inteiro e protegido, quando se nutre diariamente, os resultados aparecem. E não há nada mais gratificante. Não há nada mais fortalecedor. E nada mais sexy.

CARDÁPIO DO DIA 2

• Café da manhã

Suco verde magro
Rendimento: 1 porção

4 folhas de couve
um punhado de espinafre
2 maçãs verdes sem miolo
1 limão-siciliano sem casca e sem sementes
2 tâmaras sem caroço
1 banana congelada

1. Bata todos os ingredientes no liquidificador até obter uma mistura homogênea. Se necessário, acrescente um pouco de água.

• Almoço

Feijão à moda espanhola com batata-doce
Rendimento: 1 porção

Este prato é rico e substancioso – e cheio de antioxidantes, proteína e fibra. As batatas-doces são originárias da América do Sul e foram levadas para a Europa por Cristóvão Colombo nos anos 1500. Você já viu uma ipomea (também conhecida como glória-da-manhã), com suas vívidas flores roxas em forma de trompete? As batatas-doces são da mesma família e se apresentam em muitos tons.[2] Podem ser amarelas, laranja, laranja-escuro, brancas e roxas. Seja de que cor, elas são sempre adocicadas, ricas e saborosas em receitas como esta.

1 xícara de feijão-preto
4 xícaras de água

---

2   Harold McGee, On Food and Cooking, 304.

SEMANA 1: CONSTRUINDO HÁBITOS VENCEDORES

½ cebola pequena picada

1 dente de alho picado

½ colher (chá) de orégano desidratado

1 colher (chá) de cominho em pó

1 colher (sopa) de vinagre balsâmico

uma pitada de sal

uma pitada de pimenta-do-reino moída

1 batata-doce

1. Deixe o feijão de molho de véspera. Escorra, lave e descarte a água.
2. Em uma panela média, coloque o feijão, a água, a cebola, o alho, o orégano e o cominho e leve ao fogo alto até ferver. Reduza o fogo e cozinhe por 45 minutos. Se preferir, cozinhe na panela de pressão por 20 minutos, contados depois que a panela começar a chiar. Desligue o fogo, espere a pressão sair e a panela esfriar antes de abri-la e continuar a receita.
3. Quando o feijão estiver macio, adicione o vinagre e tempere com o sal e a pimenta-do-reino.
4. Preaqueça o forno a 230 °C.
5. Lave bem a batata-doce em água corrente e seque-a. Faça uns furinhos na batata e embrulhe-a em uma folha de papel-manteiga.
6. Leve-a ao forno por 30 minutos. Vire-a e deixe por mais 20 minutos.
7. Retire a batata do forno e corte-a ao meio depois que esfriar um pouco.
8. Sirva-a com o feijão-preto, acompanhados de uma salada de tomate e abacate.

• Jantar

Salada de alcachofra, tomate e abacate

Rendimento: 1 porção

Uma salada equilibrada e satisfatória com abacates cremosos, tomates frescos e o salgadinho da alcachofra. A palavra "tomate" vem da palavra asteca "fruta carnuda": tomatl. De fato, o tomate é uma fruta, embora seja sempre tratado como hortaliça. Os tomates surgiram na América do Sul e foram cultivados no

México, levando um tempo para serem aceitos na Europa[3], mas, quando isso aconteceu, nunca mais a comida foi a mesma. E eles também fazem bem, pois o ácido salicílico encontrado nos tomates ajuda a proteger de doenças cardíacas e câncer.[4] Já o molhinho de limão acrescenta benefícios à saúde e um toque vibrante. O limão é uma fruta versátil, usada para tratar escorbuto, gripes e resfriados comuns, pedra nos rins, bem como problemas de digestão, dores e inchaços. Pesquisadores consideram que os antioxidantes presentes no limão, os bioflavonoides, são o motivo de ele fazer tão bem.[5] O limão (siciliano e taiti) também contém limonoides, que ajudam a combater o câncer de boca, pulmão, pele, mama e cólon.[6]

1 caixa de tomates sweet grape (400 g) cortados em quatro

1 pote de coração de alcachofra (130 g) fatiado

1 abacate pequeno

2 colheres (sopa) de azeitonas kalamata sem caroço picadas

suco de 1 limão-siciliano

uma pitada de páprica doce

1. Em uma tigela, coloque o tomate e a alcachofra. Tire a casca do abacate, corte em pedaços iguais e junte à tigela.
2. Acrescente as azeitonas e o suco de limão. Misture delicadamente.
3. Disponha tudo numa saladeira e salpique a páprica.

ATIVIDADE FÍSICA

- **TREINO DE RESISTÊNCIA:** Complete os exercícios do Capítulo 14. Agora, vá direto para a página 150 para preparar o café de amanhã!

---

3   Harold McGee, On Food and Cooking, 329.

4   Ibid, McGee, 256.

5   http://www.webmd.com/vitamins-supplements/ingredientmono-545-LEMON.aspx?activeIngr edientId=545&activeIngredientName=LEMON. [acesso em 23 jul. 2014].

6   http://www.whfoods.com/genpage.php?tname=foodspice&dbid=27. [acesso em 23 jul. 2014].

DIA 3

COMPROMETA-SE COM TRÊS REFEIÇÕES POR DIA

Olá, Dia 3! Espero que a adrenalina por oferecer a si mesmo essa incrível nutrição e boa forma nesta semana tenha ajudado você a acordar com o pé direito! Evite beliscar, numa recaída típica dos regimes, ou fazer lanchinho sem consciência e comprometa-se com três refeições por dia. Quando belisca, torna-se quase impossível saber o que de fato você consumiu. Já conversei com muitas pessoas que não conseguiam entender por que não perdiam peso. Elas diziam coisas como: "Em geral, como uma clara de ovo no café da manhã e uma salada no almoço. Sempre pulo o jantar". Como conseguem? Conseguem porque comem o dia inteiro e não se lembram disso. As únicas refeições nas quais prestam atenção são as de "baixa caloria". Uma vez feitas essas refeições, continuam pelo dia afora beliscando aqui e ali, sem levar isso em conta, pois é "só um pouquinho".

Assim como acontece com qualquer alimentação nova, existe uma curva de aprendizado, portanto, seja gentil consigo mesmo enquanto se ajusta, comendo apenas três refeições por dia e beliscando uma vez se estiver com muita fome.

Você quer se sair bem hoje e nos próximos dias? Com antecedência, planeje as três refeições diárias.

A REVOLUÇÃO DE 22 DIAS

CARDÁPIO DO DIA 3

• Café da manhã

Mingau de chia

Rendimento: 2 porções, então guarde uma para amanhã!

½ xícara de sementes de chia
2 xícaras de leite de amêndoa
1 colher (chá) de canela em pó
1 colher (chá) de essência de baunilha
1 colher (sopa) de xarope de bordo ou de agave

1. Bata todos os ingredientes no liquidificador por 1 minuto.
2. Coloque a mistura em um vidro hermeticamente fechado e leve à geladeira até o dia seguinte.
3. Na hora de servir, misture bem e coloque metade numa tigela. Cubra com frutas, sementes ou castanhas.

• Almoço

Sopa de lentilha com abacate e tomate

Rendimento: 2 porções

Não é preciso ser uma tarde fria para se deliciar com uma tigela quentinha de uma sopa de lentilha substanciosa... Você vai ficar encantado quando vir como ela combina com abacate!

Para a sopa
1½ xícara de lentilha verde
1 colher (sopa) de óleo de açafrão ou de canola
½ cebola sem casca picadinha
¼ de colher (chá) de alho sem casca picadinho
½ colher (chá) de sal marinho
6 xícaras de água

150

SEMANA 1: CONSTRUINDO HÁBITOS VENCEDORES

½ colher (sopa) de cominho em pó
½ colher (chá) de coentro picado
¼ de colher (chá) de cúrcuma em pó
uma pitada de pimenta-de-caiena

Para a guarnição
2 abacates pequenos sem casca picados
3 tomates fatiados
suco de ½ limão-siciliano
½ colher (chá) de salsinha picada
uma pitada de sal marinho

1. Em uma tigela, misture todos os ingredientes da guarnição e reserve, enquanto prepara a sopa de lentilha.
2. Em uma peneira, lave e escorra bem a lentilha, certificando-se de descartar eventuais pedrinhas.
3. Em uma panela, aqueça o óleo em fogo médio. Acrescente a cebola, o alho e o sal, mexendo de vez em quando, até a cebola ficar translúcida.
4. Junte a lentilha e os demais ingredientes da sopa e espere ferver. Abaixe o fogo, tampe a panela e cozinhe por 45 minutos aproximadamente.
5. Mexa a sopa de vez em quando para que não queime nem grude na panela.
6. Assim que as lentilhas estiverem macias e na consistência desejada, transfira para o prato e sirva com a guarnição.

• Jantar

Couve-flor assada com uvas e pignoli

Rendimento: 1 porção

Uma substanciosa couve-flor assada, combinada com pignoli e uvas, dá um sabor inusitado a esta salada – tornando-se um inesperado favorito. As uvas contêm muitos fitonutrientes, e existem pesquisas sobre os seus benefícios para a saúde cardiovascular, do sistema imunológico e para o controle do açúcar no sangue, entre outros.[7]

---

7   http://www.whfoods.com/genpage.php?tname=foodspice&dbid=40. [acesso em 24 jul. 2014].

A REVOLUÇÃO DE 22 DIAS

1 couve-flor média
suco de 1 limão-siciliano
uma pitada de sal
uma pitada de pimenta-do-reino moída
2 colheres (sopa) de pignoli
½ xícara de uva vermelha sem semente cortada ao meio

1. Aqueça o forno a 150 °C.
2. Em um refratário, misture a couve-flor com os demais ingredientes.
3. Cubra com papel-manteiga e leve ao forno por 15 a 30 minutos.

ATIVIDADE FÍSICA

- **Exercícios cardiovasculares:** Faça de 30 a 45 minutos dos exercícios cardiovasculares de sua preferência (exemplos no Capítulo 14), seguidos de 10 a 15 minutos de alongamento.

DIA 4

DÊ À SUA ALIMENTAÇÃO A ATENÇÃO QUE ELA MERECE

Agora que você já teve alguns dias para se acostumar a comer vegetais, convido-o a avaliar mais de perto como come. Qual é o seu hábito durante as refeições? Você come de pé, encostado na pia da cozinha, levando uma mão à boca e apoiando a outra na geladeira? Você come diante da tevê ou enquanto está lendo? Come enquanto fala ao telefone? Andando pela rua? No carro?

Hoje gostaria que desse à sua comida a atenção que ela merece. Você se esforçou para preparar essa comida, portanto invista um tempo para apreciá-la de verdade. Arrume um tempo para descobrir a sensação de ficar saciado com uma refeição, valorizando esse momento, em vez de se sentir empanturrado.

Hoje e todos os dias seguintes, pense no que pode fazer para entrar nesse momento da comida. Sente-se ao comer. Sente-se à mesa. Use um prato de verdade e um guardanapo de verdade. Coloque uma música. Procure um canto bom e sossegado onde se sentar e relaxar, ou encontre um grupo de amigos animados para companhia.

Alimentar-se durante a Revolução de 22 Dias não significa negar o prazer de comer – trata-se de cultivar esse prazer, de modo que a sua comida traga bem-estar durante as refeições e depois também.

A REVOLUÇÃO DE 22 DIAS

CARDÁPIO DO DIA 4

• Café da manhã

Mingau de chia

Aproveite a segunda porção do mingau que preparou ontem!

• Almoço

Pizza de massa fina

Rendimento: 2 porções

Pizza faz parte do cardápio da Revolução de 22 Dias! Vai satisfazer a vontade de comer pizza e, ao mesmo tempo, mantê-lo no caminho saudável para o seu novo eu. Prepare esta pizza no fim de semana para dividir com alguém (rende 2 porções) ou na noite anterior para ter um ótimo almoço no trabalho.

Para a massa
¾ de xícara de farinha de arroz integral
½ xícara de farinha de tapioca
⅓ de xícara de água
1 colher (chá) de azeite de oliva
½ colher (chá) de sal marinho

Para a cobertura
2 tomates médios maduros cortados em 3 fatias grossas
½ avocado ou ¼ de abacate pequeno fatiado
2 folhas de manjericão fresco picado ou 1 colher (chá) de manjericão
    desidratado
pimenta-do-reino moída a gosto

Para o queijo mozarela vegetal
▲ ½ xícara de castanha de caju crua deixada de molho em água filtrada por
    12 horas e escorrida

154

SEMANA 1: CONSTRUINDO HÁBITOS VENCEDORES

1 xícara de água

1 colher (sopa) de farinha de tapioca

1 colher (chá) de suco de limão

1 colher (chá) de vinagre de maçã

½ colher (chá) de sal marinho

1. Para o queijo, bata todos os ingredientes no liquidificador em velocidade alta até obter um creme. Em uma panela, cozinhe o queijo em fogo médio, mexendo sempre. Abaixe o fogo e continue mexendo para não queimar. Quando a consistência engrossar (fica parecido com queijo derretido), retire do fogo e deixe esfriar. Reserve enquanto prepara os outros ingredientes. As sobras podem ser conservadas na geladeira por 5 a 7 dias.
2. Preaqueça o forno a 170 °C. Unte uma assadeira de pizza ligeiramente e enfarinhe com farinha de arroz integral.
3. Prepare a massa. Em uma tigela, misture as farinhas com o sal. Abra uma cova no centro e acrescente a água e o azeite, misturando com uma colher. Se necessário, acrescente 1 colher (sopa) de água, aos poucos, até obter a consistência desejada.
4. Despeje a massa na assadeira ou pedra de pizza e modele com as mãos no formato desejado. Alise a massa com a mão úmida e leve ao forno por 20 a 25 minutos.
5. Retire a pizza do forno e cubra com o tomate, o abacate e o queijo (ou queijo vegetal de sua escolha) e o manjericão.
6. Asse por mais 15 a 20 minutos até ficar ligeiramente crocante.
7. Retire do forno, tempere com uma pitada de pimenta-do-reino, fatie em 6 pedaços e sirva.

• Jantar

Salada crua de abobrinha, cenoura e pepino

Rendimento: 1 porção

À primeira mordida, você vai concordar que a abobrinha e o pepino foram feitos um para o outro. A cenoura entra com a bela cor e o molho de tahine... nunca é demais para mim, sem contar que é uma boa fonte de cálcio.

A REVOLUÇÃO DE 22 DIAS

1 abobrinha

1 cenoura

1 pepino

1 colher (sopa) de tahine

3 colheres (sopa) de suco de limão-siciliano

uma pitada de sal marinho

uma pitada de gergelim

1. Use o fatiador em espiral para cortar em tirinhas a abobrinha, a cenoura e o pepino e coloque-as em uma tigela.
2. Misture bem o tahine, o suco de limão e o sal marinho em uma tigelinha e despeje sobre os legumes.
3. Salpique o gergelim e sirva.

ATIVIDADE FÍSICA

- **TREINO DE RESISTÊNCIA:** Complete os exercícios descritos no Capítulo 14.

DIA 5

REDESCUBRA O SIGNIFICADO DE SACIEDADE

Para se sair bem na sua revolução, e como os alimentos que está consumindo agora são diferentes do que você costumava comer, será necessário passar por um período de ajuste durante o qual você terá de se acostumar com a sensação de *não* empanturramento. Pode até parecer que você está com fome, mas, se consumiu a porção correta de alimentos saudáveis, o que você está sentindo não é fome de verdade. É a sensação de saciedade.

O comedimento é parte intrínseca do prazer!

Quantas vezes você termina uma refeição com o estômago estourando, as calças apertadas na cintura, querendo tirar uma soneca? Essa sensação de empanturramento é que faz as pessoas ganharem peso. A sensação de que foi suficiente é o que procuramos aqui.

A REVOLUÇÃO DE 22 DIAS

CARDÁPIO DO DIA 5

• Café da manhã

Mingau de quinoa

Rendimento: 2 porções

Trata-se de um café da manhã que satisfaz e oferece a você a energia para passar o dia – exatamente o que queremos de um café da manhã. Use a criatividade e combine o mingau com frutas frescas, sementes e castanhas.

▲ 1 xícara de quinoa
2 xícaras de leite de amêndoa
¼ de colher (chá) de essência de baunilha
uma pitada de canela em pó
▲ 1 colher (sopa) de linhaça moída
1 colher (chá) de xarope de bordo ou de agave

1. Em uma panela, misture a quinoa, o leite de amêndoa, a canela e a baunilha.
2. Leve à fervura e depois abaixe o fogo e deixe cozinhando.
3. Assim que a quinoa ficar fofa, retire da panela e cubra o mingau com a linhaça. Regue com o xarope de bordo.

• Almoço

Sushi vegano

Rendimento: 1 porção

Lá em casa, é uma delícia quando Marilyn pega as folhas de algas marinhas e as esteirinhas de sushi. Transformar a nossa cozinha em um restaurante japonês é ainda mais gostoso do que jantar fora! (Parece difícil? Não é. Dê uma paradinha num restaurante japonês, sente-se no balcão de sushi e peça um sushi vegetariano. Observando como eles fazem, você vai ver que é fácil preparar um e talvez se encoraje a tentar.) Este sushi pode ser feito com qualquer um dos seus alimentos preferidos. Fique à vontade para substituir as hortaliças e fazer do

158

SEMANA 1: CONSTRUINDO HÁBITOS VENCEDORES

seu jeito. Outro sushi também delicioso é o feito com arroz integral, abacate, yacon fatiada, espinafre e cenoura. Salpique gergelim, corte o rolo em 6 a 8 pedaços e cubra cada um com 1 colher (chá) de homus e um pouco de castanha de caju salgada. A explosão de sabores a cada bocado é tão maravilhosa que você nem vai precisar de shoyu!

1 folha de alga marinha nori
1 xícara de arroz-cateto integral cozido
½ avocado ou ¼ de abacate pequeno cortado em 2 fatias
3 colheres (sopa) de brócolis cru moído no processador
2 colheres (sopa) de couve-flor crua moída no processador
▲ 2 colheres (sopa) de castanha de caju esmigalhadas
1 colher (sopa) de maionese light de canola
gergelim para salpicar
esteira de bambu para sushi

1. Cubra a esteira de bambu com filme de PVC.
2. Estenda a folha de alga com o lado áspero para cima.
3. Com as mãos úmidas, distribua o arroz no meio da alga, nivelando por igual com leve pressão dos dedos.
4. Vire a alga e disponha as fatias de abacate no meio, junto com o brócolis, a couve-flor, a maionese e a castanha de caju.
5. Comece a enrolar a esteira, apertando com firmeza a cada movimento.
6. Salpique o gergelim por cima do rolo. Com uma faca molhada, corte o rolo em 6 ou 8 fatias. Bom apetite!

• Jantar

Berinjela assada com pico de gallo

Rendimento: 2 porções

Se você gosta de berinjela, vai adorar este prato. A berinjela assada fica perfeita com o pico de gallo, uma espécie de vinagrete mexicano cremoso e picante... Fico com fome só de pensar nisso. O sabor vem da berinjela assada com ervas, cebola, alho... Deliciosa, além dos benefícios à saúde que são fora do comum. A salsinha

A REVOLUÇÃO DE 22 DIAS

apresenta componentes oleosos voláteis, como miristicina, limoneno, eugenol e alfa-tugeno. Em pesquisas com animais, demonstrou-se que a miristicina inibe o crescimento de tumores. Os óleos voláteis fazem da salsinha um alimento "quimioprotetor", que ajuda a nos proteger de alguns cancerígenos, como o tabaco.[8] Ao mesmo tempo, a cebola auxilia o corpo a desacelerar a eliminação de cálcio dos ossos. A berinjela é uma excelente fonte de compostos fenólicos, que funcionam como antioxidantes no nosso organismo. Ela também faz bem ao coração e nos protege dos radicais livres[9] – e fica a coisa mais deliciosa quando você a utiliza nesta receita da minha esposa, Marylin, disponível aqui e, com sorte, em casa.

Para a berinjela

1 berinjela grande

4 colheres (sopa) de azeite de oliva

sal marinho a gosto

Para o pico de gallo

1 avocado ou ½ abacate pequeno sem casca e sem caroço picado

2 tomates médios fatiados

1 cebola pequena picadinha

½ pimenta jalapeño ou dedo-de-moça sem sementes picadinha

suco de 2 limões-taiti

1 dente de alho picadinho

¼ de xícara de salsinha ou coentro picados

pimenta-do-reino moída a gosto

sal marinho a gosto

1. Preaqueça o forno a 230 °C.
2. Lave e descasque a berinjela e corte-a em fatias finas.
3. Unte de leve cada fatia dos dois lados com o azeite e tempere com sal.
4. Disponha as fatias em uma assadeira forrada com papel-manteiga e leve ao forno por 8 a 10 minutos, de cada lado.

---

8   http://www.whfoods.com/genpage.php?tname=foodspice&dbid=100. [acesso em 24 jul. 2014].

9   http://www.whfoods.com/genpage.php?dbid=22&tname=foodspice. [acesso em 24 jul. 2014].

SEMANA 1: CONSTRUINDO HÁBITOS VENCEDORES

5. Prepare o pico de gallo, misturando todos os ingredientes em uma tigela.

6. Quando a berinjela estiver assada, coloque um pouco de pico de gallo sobre cada fatia e sirva.

ATIVIDADE FÍSICA

- **EXERCÍCIOS CARDIOVASCULARES:** Faça de 30 a 45 minutos dos exercícios cardiovasculares de sua preferência (exemplos no Capítulo 14), seguidos de 10 a 15 minutos de alongamento.

DIA 6

COLOQUE-SE EM SITUAÇÕES EM QUE VOCÊ CONSIGA SE SAIR BEM

Se você é como a maioria das pessoas, existem algumas situações que mexem com seus desejos. Quem não quer doce numa doceria, biscoitos numa padaria ou sorvetes numa sorveteria? Às vezes, a maneira mais fácil de dizer "não" é antes da entrada.

Qual é o seu calcanhar de aquiles? Em que momento a sua força de vontade desanda? Quando é que fica realmente difícil aguentar firme?

A consciência em relação ao que nos põe à prova é o primeiro passo para estarmos prontos para o desafio. Portanto, se você se vê em situações que testam a sua força de vontade, analise-as e se prepare para a próxima, pois ela vem, e logo! Se não se sente à vontade para dizer "não", é preciso ter cuidado. Fique longe da confeitaria! Não se predisponha a cair em tentação. Não deixe que escolhas alheias ditem como vai ser o seu dia.

Seja consciente. Coloque-se em situações em que você pode se sair bem.

SEMANA 1: CONSTRUINDO HÁBITOS VENCEDORES

CARDÁPIO DO DIA 6

• Café da manhã

Suco de couve e maçã verde

Rendimento: 1 porção

A couve é uma fonte fabulosa de vitaminas antioxidantes A e C, e as maçãs podem reduzir os fatores de risco de doenças cardíacas, além de baixar o colesterol, controlar o açúcar no sangue e o apetite.[10]

4 folhas de couve
1 pepino
1 maçã verde sem miolo
1 xícara de uvas verdes

1. Bata todos os ingredientes no liquidificador até ficar homogêneo. Se necessário, acrescente um pouco de água.

• Almoço

Curry de legumes

Rendimento: 2 porções

Este ensopado é muito bom e faz você se sentir melhor ainda – exatamente o que você merece em cada refeição. O brócolis é um alimento poderoso. É uma bela fonte de proteína, fibra dietética, cálcio, ferro, vitamina C, ácido fólico, potássio, entre outros.[11] *A couve-flor também oferece todo o potássio, as fibras e o ácido fólico de que você precisa para ficar saudável, além de um composto denominado isotiocianato, bom para prevenir doenças.*[12] *Gengibre*

---

10 http://www.webmd.com/heart/news/20110412/apple-good-for-your-heart. [acesso em 24 jul. 2014].
11 http://nutritiondata.self.com/facts/vegetables-and-vegetableproducts/ 2356/2#ixzz38CMbVECx. [acesso em 24 jul. 2014].
12 http://www.webmd.com/diet/features/cauliflower-health-boost. [acesso em 24 jul. 2014].

A REVOLUÇÃO DE 22 DIAS

fresco, hortaliças, leite de coco: este curry é substancioso, aromático e cheio de benefícios para a saúde.

óleo de canola para refogar

1 cebola picadinha

2 dentes de alho picadinhos

1 colher (sopa) de gengibre fresco ralado

4 xícaras de vegetais sortidos (use a combinação de sua escolha ou experimente a que eu sugiro abaixo)

    1 xícara de brócolis separado em floretes

    1 xícara de couve picada

    1 xícara de pimentão picado

    ½ xícara de couve-flor separada em floretes

    ½ xícara de espinafre picado

2 colheres (chá) de curry em pó

uma pitada de sal

1 vidro (400 ml) de leite de coco

1. Em uma frigideira grande em fogo médio, coloque um fio de óleo e refogue a cebola, o alho e o gengibre por 2 minutos.
2. Acrescente os demais ingredientes e cozinhe lentamente até o molho engrossar e os legumes ficarem macios.

• Jantar

Salada de lentilhas beluga

Rendimento: 1 porção

As lentilhas beluga são pequenas e uma bela maneira de explorar variedades. O tom escuro dessas lentilhas indica a presença de antocianinas e faz um lindo contraste com o verde e o vermelho desta salada.

1 xícara de lentilhas beluga ou verdes

2 xícaras de água

1 colher (chá) de sal marinho

SEMANA 1: CONSTRUINDO HÁBITOS VENCEDORES

½ colher (sopa) de coentro em pó

½ colher (sopa) de cominho em pó

1 colher (sopa) de suco de limão

1 colher (chá) de vinagre de maçã

1 colher (sopa) de alcaparra

½ cebola pequena picadinha

2 colheres (sopa) de pimentão vermelho picado

um punhado de folhas verdes

1. Lave as lentilhas e coloque-as em uma panela com a água, o sal, o coentro e o cominho. Leve à fervura, depois abaixe o fogo e deixe cozinhando até chegarem à consistência desejada (15 a 20 minutos).
2. Em uma tigela, misture as lentilhas com o suco de limão, o vinagre, a alcaparra, a cebola e o pimentão.
3. Disponha as lentilhas sobre uma cama de folhas verdes e tempere com mais suco de limão e vinagre, se necessário.

ATIVIDADE FÍSICA

- **TREINO DE RESISTÊNCIA:** Complete os exercícios sugeridos no Capítulo 14.

DIA 7

ARRUME TEMPO PARA VOCÊ

Não é possível cuidar da família e dos amigos e dar tudo o que pode no trabalho se você não cuidar de você mesmo. O estresse tem um papel importante na saúde, sobretudo na nossa capacidade de perder peso e de manter um estilo de vida saudável.

Arrumar um tempo para desligar de alguma maneira é fundamental para uma vida saudável e equilibrada.

Programe o seu tempo livre como faria ao marcar dentista ou uma reunião. Trate dele como qualquer outro compromisso e você vai encontrar quem lhe dê apoio nesse tempo só seu.

SEMANA 1: CONSTRUINDO HÁBITOS VENCEDORES

CARDÁPIO DO DIA 7

• Café da manhã

Torrada com pasta de amendoim e mirtilos

Rendimento: 2 porções

Bastam 2 minutos para preparar! Se você não tiver 2 minutos para a refeição mais importante de todas, então é melhor repensar o início do seu dia. Um café da manhã substancioso e saudável vai deixá-lo pronto para o que der e vier! Os mirtilos contêm muitas antocianinas, que propiciam boa saúde além da bela cor roxa.

Também são ótimas fontes de vitamina C, apresentando quase um quarto das necessidades diárias em uma única porção. A vitamina C reforça o sistema imunológico e auxilia na saúde das gengivas. Se estiver procurando fibras, manganês e antioxidantes, basta uma xícara de mirtilos para se sentir bem pela manhã.[13]

2 fatias de pão vegano sem glúten torrado

2 colheres (sopa) de pasta de amendoim

1 banana fatiada

1 xícara de mirtilo

1. Espalhe a pasta de amendoim no pão torrado.
2. Cubra com as fatias de banana e um punhado de mirtilos.

• Almoço

Sanduíche de grão-de-bico

Rendimento: 2 porções

O grão-de-bico faz bem para a digestão, para o controle do açúcar do sangue e contém muita proteína e fibra. Também dá um almoço saboroso.

---

13 http://www.blueberrycouncil.org/healthy-living/blueberry-nutrition/. [acesso em 22 jul. 2014].

A REVOLUÇÃO DE 22 DIAS

Existe uma razão para que o grão-de-bico seja tão popular em muitas cozinhas mundo afora: um único bocado deste patê de grão-de-bico vai mostrar isso a você.

1 lata (473 g) de grão-de-bico em conserva

2 colheres (sopa) de maionese de canola

1 colher (sopa) de mostarda em grão

¼ de xícara de salsão picado

¼ de xícara de cenoura ralada

2 fatias de pão vegano sem glúten torrado

1 pé de alface-romana

1 tomate pequeno cortado em rodelas

uma pitada de pimenta-do-reino moída

1. Coloque, no liquidificador, o grão-de-bico, a maionese e a mostarda. Com a tecla pulsar, vá batendo devagar até misturar, sem deixar cremoso demais.
2. Despeje a mistura em uma tigela, juntando o salsão e a cenoura.
3. Sobre cada fatia de pão, arrume a alface e cubra com a pasta de grão-de-bico.
4. Finalize com o tomate e tempere com pimenta-do-reino.

• Jantar

Salada de yacon e abacate

Rendimento: 1 porção

A yacon, crocante e fresca... o abacate, cremoso e delicioso... este é um dos meus pratos preferidos. Lá em casa a gente faz sempre. A yacon é leve, crocante e contém fibras, o que é uma boa notícia, pois consumir fibras regula o intestino e também protege contra a hipertensão, os problemas cardíacos, o derrame e a obesidade.

2 xícaras de yacon sem casca e cortada em cubinhos

1 avocado ou ½ abacate pequeno cortado em cubinhos

½ xícara de cenoura ralada

⅓ de xícara de salsinha crespa fresca picada

1 colher (sopa) de azeite de oliva extra virgem

SEMANA 1: CONSTRUINDO HÁBITOS VENCEDORES

suco de 1 limão-siciliano
sal marinho a gosto
pimenta-do-reino moída a gosto

1. Coloque a yacon, o abacate e a cenoura em uma tigela e mexa com as mãos até misturar. Junte a salsinha.
2. Em uma tigelinha, misture o azeite e o suco de limão e tempere com o sal e a pimenta. Regue a salada com esse molho e sirva.

ATIVIDADE FÍSICA

- **EXERCÍCIOS CARDIOVASCULARES:** Faça de 30 a 45 minutos dos exercícios cardiovasculares de sua preferência (exemplos no Capítulo 14), seguidos de 10 a 15 minutos de alongamento.

10

SEMANA 2
SENDO CONSISTENTE

BEM-VINDO À SEGUNDA SEMANA. Você vem se alimentando à base de vegetais há uma semana, já encarou alguns demônios e já fez algumas conexões cerebrais relacionadas aos seus novos hábitos – os hábitos que vem escolhendo para ficar mais forte, mais magro e mais saudável. Você vem se pesando ao longo da semana e, se tem seguido as porções, alimentando-se três vezes ao dia e se exercitando, já deve ter perdido algum peso.

Se deseja continuar perdendo uns quilinhos, precisa iniciar firme na segunda semana. Precisa começar com determinação. Pois se deseja que esses benefícios continuem se acumulando, e o peso, caindo, é preciso perseverar.

Por isso, nesta semana 2, vamos nos concentrar na consistência.

Na semana passada, você estabeleceu hábitos relacionados a comer vegetais – deve estar se sentindo ótimo! Sempre que você conquista alguma coisa, é importante comemorar. A questão é *como* comemorar. Porque às vezes, quando percebemos certo progresso inicial, começamos a ficar convencidos. Chegamos a pensar: *Ah, já perdi 5 quilos, com certeza posso me presentear com um belo pedaço de bolo.*

Pode parar!

Se você gosta da sensação de perder uns quilos, *continue a fazer as coisas que o levaram a perder esse peso.* Seja consistente.

A consistência é importante. Se já encontrou alguém cuja competência tenha impressionado muito você – digamos, um cantor, um dançari-

171

A REVOLUÇÃO DE 22 DIAS

no ou um atleta –, pode apostar que essa competência não foi adquirida num dia só. Qualquer pessoa conhecida sua que seja de fato profissional em alguma coisa leva isso a sério. É assim que funciona. Fazer as coisas uma vez, ou experimentar, não leva a resultados. O que leva a resultados é a consistência.

Se você deseja se formar, não pode ir à escola só uma semana. Tem que estudar para valer durante alguns anos a fim de conquistar esse diploma. E depois ainda continuar a trabalhar duro todos os dias para conseguir seus objetivos. Se você começa um negócio, é preciso trabalhar todos os dias. Se consegue um emprego, tem que comparecer todos os dias. Todos os dias você tem de acreditar que consegue, e aí tem de se levantar da cama e fazer. Só fazendo isso para ser bem-sucedido. E isso também vale para a saúde!

Se deseja ser saudável, tem de ser consistente. Tem de dar duro. Tem de comparecer todos os dias.

Em termos de consistência, não existe "consegui, então posso relaxar". Mas sim: "Me dediquei todos os dias e estou me saindo bem. Mas sabe o que mais? Vou continuar me dedicando e ainda dar mais duro".

Dedique-se todos os dias para os melhores dias de sua vida. Aproveite ao máximo hoje e sempre. Seja consistente!

DIA 8

FAÇA A SUA CORRIDA NO SEU RITMO

Lembro-me de quando a minha irmã participou comigo de sua primeira meia maratona. Eu disse a ela: "Confie em mim. Você vai conseguir. E vai adorar". Ela me disse que queria fazer em no máximo duas horas, que aquela era a sua meta. Garanti que ela conseguiria, pois tinha treinado com esse ritmo em mente, e nós íamos correr no ritmo dela.

Começamos então a corrida. Km 2, km 5, km 6, km 8. Ela estava se sentindo bem. Estávamos cumprindo o combinado.

Eu disse: "Jen, estamos quase lá".

"É mesmo?"

Respondi: "Não olhe para o relógio, não se preocupe com isso. Você está no lugar certo, está se sentindo bem, está fazendo a sua corrida. Continue na sua corrida".

Aí, chegamos ao km 15. Algumas pessoas passaram por nós, e Jen ficou nervosa. Começou a prestar atenção na corrida dos outros e não na dela.

Foi quando ela desacelerou, pois se sentiu desencorajada pelo sucesso de outros. Eu então disse a ela: "Não faça isso. Corra a sua corrida. Faça o que sabe".

Ela começou a correr um pouco mais rápido.

Continuei: "Não acelere nem desacelere. Continue na sua raia."

Ela olhou em volta, dizendo: "Mas esses caras..."

"Jen, eu garanto. Já falei isso há muito tempo, há muitos anos. Corra a sua corrida."

"Tudo bem."

A REVOLUÇÃO DE 22 DIAS

Ela ficou firme no seu plano de corrida. Voltou a correr no mesmo ritmo que vínhamos correndo. E chegamos pouco antes de completar duas horas. Pouco antes. Por segundos. Exatamente como ela queria.

Ela ficou tão orgulhosa! E tudo aconteceu porque ela fez a corrida no ritmo dela.

Este é o recado de hoje. Corra no seu ritmo. Esta corrida é sua. Não é de mais ninguém. Só sua. O que eu acabei de dizer vale para uma maratona, e vale para a sua revolução. É fundamental que você compreenda isso, pois aí reside a diferença entre o êxito e o fracasso.

Faça a sua corrida! Não importa qual seja o seu objetivo, outras pessoas vão se sair melhor. A fulana do escritório perde mais peso. O beltrano come o que bem entende e nunca ganha nenhum quilinho. Esqueça isso. Esqueça fulana. Esqueça beltrano. Concentre-se em você.

Faça a sua corrida. No seu ritmo. Não está competindo com ninguém. E quando chegar lá, desde que continue seguindo em frente, não haverá melhor sensação no mundo do que a do dia que você olhar a balança e se olhar no espelho e flexionar os bíceps: "Nossa! Eu consegui!"

Há certa euforia na longa distância, pois você se desafia como ninguém faria. E chega a um ponto de força mental inigualável.

E é aí que a diversão começa.

SEMANA 2: SENDO CONSISTENTE

CARDÁPIO DO DIA 8

• Café da manhã

Suco da imunidade
Rendimento: 1 porção

A Baltimore Longitudinal Study of Aging [Pesquisa Longitudinal sobre o Envelhecimento de Baltimore] listou a combinação de maçã e pera como sendo a segunda melhor fonte de flavonoides – entre todas as frutas e hortaliças. Os fitonutrientes nas peras são antioxidantes e anti-inflamatórios e podem diminuir o risco de diabetes tipo 2, doença cardíaca e câncer.[1]

2 peras
1 maçã fuji
1 xícara de mirtilo congelado

1. Bata todos os ingredientes no liquidificador até obter uma mistura homogênea.

• Almoço

Linguine sem glúten com tomate e manjericão
Rendimento: 4 porções

Às vezes, tudo o que você quer é um prato de macarrão e esta receita rende para 4 a 6 pessoas. Preparado com manjericão, fica uma delícia. O manjericão, membro da família das mentas, faz parte da alimentação humana desde que os gregos e os romanos descobriram os seus aromas (e esta é apenas uma das razões pelas quais achamos que eles têm muito bom gosto!). O manjericão que você vai encontrar nas feiras talvez tenha notas de limão, canela ou anis.[2]

---

1 http://www.whfoods.com/genpage.php?tname=foodspice&dbid=28. [acesso em 22 jul. 2014].
2 Harold McGee, On Food and Cooking.

A REVOLUÇÃO DE 22 DIAS

6 a 8 tomates grandes maduros

um maço de manjericão

2 colheres (sopa) de azeite de oliva extra virgem

1 colher (sopa) de alho picadinho

3 litros de água, aproximadamente

sal marinho a gosto

1 pacote (400 g) de linguine (lembre-se de preferir as opções mais saudáveis, como quinoa, arroz integral ou outro tipo de massa sem glúten)

1. Pique grosseiramente os tomates e metade das folhas de manjericão e reserve.
2. Em uma panela, aqueça o azeite de oliva em fogo médio e frite o alho com uma pitada de sal. Junte o tomate e o manjericão reservados e cozinhe por 5 a 10 minutos aproximadamente até ficarem macios. Deixe esfriar.
3. Bata tudo no liquidificador até obter uma mistura homogênea ou a consistência desejada. Despeje de volta na mesma panela.
4. Leve esse molho ao fogo baixo, acrescentando o manjericão restante. Cozinhe por 10 minutos, enquanto prepara a massa.
5. Leve a água à fervura. Acrescente uma pitada de sal e a massa. Mexa. Cozinhe segundo as instruções do fabricante, mexendo sempre, sem deixar cozinhar demais.
6. Escorra a massa e misture delicadamente ao molho da panela.
7. Tampe a panela e leve-a ao fogo baixo por alguns minutos. Sirva em seguida com o restante do manjericão. Bom apetite!

• Jantar

Salada de palmito

Rendimento: 2 porções

Perfeita para piqueniques ou qualquer reunião que você precise levar alguma coisa.

▲ 1 xícara de quinoa

2 xícaras de água

sal marinho a gosto

SEMANA 2: SENDO CONSISTENTE

1 colher (sopa) de azeite de oliva extra virgem (opcional)

suco de 1 limão-taiti

pimenta-do-reino moída a gosto

1 xícara de palmito em conserva fatiado

450 g de tomate-cereja cortado ao meio

1 avocado ou ½ abacate pequeno sem caroço e sem casca picado

1 xícara de pepino picado

½ xícara de alface-romana picada

⅓ de xícara de brócolis picadinho

1. Em uma peneira, lave a quinoa, escorra e coloque-a numa panela média. Acrescente a água e uma pitada de sal. Leve à fervura, abaixe o fogo e deixe cozinhar até a água ser absorvida e a quinoa ficar fofa (de 15 a 20 minutos). Rende cerca de 2 xícaras.

2. Em uma tigela, misture o azeite e o suco do limão e tempere com pimenta e sal.

3. Em outra tigela, coloque o palmito, o tomate, o abacate, o pepino, a alface e o brócolis. Regue com o molho e misture delicadamente.

4. Junte a quinoa depois que ela estiver completamente fria e sirva.

ATIVIDADE FÍSICA

- **Treino de resistência:** Complete os exercícios sugeridos no Capítulo 14.

DIA 9

LIBERE O SEU POTENCIAL

Se você deseja ser bem-sucedido, tem que se comprometer com a ideia de que vai *conseguir*. O potencial para o êxito reside em você, não importa quais sejam suas vivências ou batalhas até este ponto.

Uma história antiga conta que um fazendeiro encontrou um ovo de águia e o levou para casa, guardando-o na cozinha com outros ovos. Logo o ovo eclodiu. O filhotinho de águia foi criado junto com os outros pintinhos, fazendo tudo o que os demais faziam, aprendendo com eles. Como os pintinhos só conseguem voar curtas distâncias, esse filhote de águia também só voava distâncias curtas. Em sua cabeça, ele era um pintinho e esse voo curto era o máximo de sua capacidade. Ele não tinha ideia de que era uma águia com a capacidade de planar, então passava o tempo todo ciscando a sujeira junto com os outros pintinhos. Um dia, ele viu um pássaro majestoso voando no céu, muito mais alto do que uma galinha poderia fazer. E ficou completamente assombrado! As galinhas lhe explicaram que aquele pássaro era uma águia, o rei do céu. De seu lugar no chão, a jovem águia observava a outra águia planando, sem se dar conta de ser também o rei dos pássaros, com o poder de planar pelos ares ainda sem uso.

É muito fácil confundir a perspectiva de nossas possibilidades! O que você vê a sua volta não é um sinal de quem você é ou de seu potencial. Se não se sente bem com sua maneira de ser, mude isso. Você estabelece as próprias barreiras de acordo com o seu entorno ou com o que aconteceu anteriormente – ou de acordo com o seu íntimo? O céu é seu limite.

Você nunca sabe qual o seu potencial a menos que se permita experimentar.

SEMANA 2: SENDO CONSISTENTE

CARDÁPIO DO DIA 9

9

• Café da manhã

Granola caseira com frutas vermelhas

Rendimento: 4 porções

É muito fácil fazer granola caseira, e tão deliciosa que você vai se perguntar por que comprava pronta.

▲ 2 xícaras de aveia sem glúten
▲ ¼ de xícara de uma mistura de castanha de caju e amêndoas picadas e sementes de girassol
½ colher (chá) de sal marinho
¼ de xícara de xarope de bordo ou de agave
¼ de xícara de amoras
¼ de xícara de mirtilos

1. Preaqueça o forno a 160 °C. Forre uma assadeira com papel-manteiga.
2. Misture os ingredientes, exceto o xarope de bordo, em uma tigela. Mexa bem, despejando o xarope aos poucos enquanto incorpora.
3. Espalhe a mistura na assadeira forrada.
4. Leve ao forno por 10 minutos, depois revire a mistura, e deixe mais 10 minutos.
5. Retire do forno e deixe esfriar em temperatura ambiente. Adicione as frutas. Conserve em recipiente hermeticamente fechado.

• Almoço

Tigela de arroz integral e couve

Rendimento: 2 porções

O arroz integral e a couve formam uma base perfeita para as receitas cheias de imaginação. A couve contém mais benefícios nutricionais e menos calorias do que a maior parte dos alimentos. Esta folhagem verde é repleta de fitonutrientes que

A REVOLUÇÃO DE 22 DIAS

combatem o câncer e é também rica em fibra, cálcio, vitaminas A, C, B_6 e E, manganês e cobre. A couve é um supernutriente de verdade!

1 xícara de arroz integral

2 xícaras de água

um maço de couve fatiada bem fininho

legumes crus de sua preferência (brócolis, pepino, tomates, cenouras etc.)
    bem picadinhos

1. Lave o arroz integral em água por 30 segundos.
2. Coloque-o numa panela com a água. Leve à fervura, abaixe o fogo, tampe a panela e cozinhe por 40 minutos, até a água ser absorvida e o arroz ficar macio.
3. Coloque o arroz cozido em uma tigela com a couve e cubra com os legumes crus de sua preferência.
4. Para temperar, use o suco de 1 limão-taiti ou siciliano ou misture 2 colheres (sopa) de vinagre balsâmico com 1 colher (sopa) de mostarda e uma pitada de pimenta-do-reino, para fazer um vinagrete balsâmico caseiro.

• Jantar

Salada de tomate e abacate

Rendimento: 1 porção

Simples, maravilhosa, cheia de frescor e saúde: um clássico instantâneo. Esta salada pode ser uma refeição completa ou ser servida como aperitivo.

2 tomates médios

1 avocado ou ½ abacate pequeno

suco de 2 limões-taiti

2 colheres (chá) de manjericão desidratado

1 colher (sopa) de azeite de oliva extra virgem (opcional)

SEMANA 2: SENDO CONSISTENTE

sal marinho a gosto
pimenta-do-reino moída a gosto

1. Lave e seque os tomates, depois pique-os. Reserve em uma tigela.
2. Descasque o abacate, corte em cubos e misture com os tomates.
3. Acrescente o suco de limão, o manjericão, o azeite, o sal e a pimenta, mexendo de leve para temperar.

ATIVIDADE FÍSICA

- **EXERCÍCIOS CARDIOVASCULARES:** Faça de 30 a 45 minutos dos exercícios cardiovasculares de sua preferência (exemplos no Capítulo 14), seguidos de 10 a 15 minutos de alongamento.

DIA 10
VÁ DE 100%!

Por volta do 10º dia, você já deve estar sentindo certa perda de peso. A quantidade depende de seu peso inicial e de seu condicionamento físico. Se não estiver perdendo peso, precisa avaliar bem o que está realmente levando à boca, não o que pretendia levar à boca. É muito fácil beliscar o dia todo e não se dar conta disso! E beliscar e negar andam de mãos dadas. Faça uma avaliação honesta do seu comprometimento com o programa.

A maior parte das pessoas com quem converso sobre a incapacidade de perder peso acredita sinceramente que não come muito. Acredita até que não está comendo, pois beliscar inconscientemente é um hábito muito enraizado. Portanto, sei que é preciso verificar os detalhes de um dia todo com essas pessoas: "O que você comeu no café da manhã? O que comeu no almoço? Você beliscou entre as refeições?" E aí a verdade aparece.

"Acho que bebi um pouquinho de vinho. E ontem comi uns brownies. É, a minha fraqueza é chocolate, então às vezes..." Aí está: a negação do hábito, negação da reação automática – o mesmo hábito que sempre subverteu os planos de sucesso.

É por isso que você deve buscar 100%. Quando você busca 100%, não há espaço para negações. Se for 95%, sobra espaço. Se for 75%, sobra espaço.

Se você quer se sair bem, vá de 100%!

SEMANA 2: SENDO CONSISTENTE

CARDÁPIO DO DIA 10

• Café da manhã

Tudo o que você precisa é de um suco de gengibre
Rendimento: 1 porção

O gengibre é uma erva que tem sido usada como condimento e como erva medicinal desde a Pré-história[3] e foi um dos temperos mais importantes nos tempos medievais.[4] É usado para tratar problemas do estômago, como enjoos e enjoos matinais, náusea e vômito; dores musculares, artrite, tosse e bronquite. Parece que seus componentes químicos ajudam a reduzir inflamações e enjoos do estômago e intestino, mas é possível que controlem a sensação de náusea no cérebro.

um punhado de espinafre

2 folhas de couve

1 pepino

suco de 1 limão-siciliano

1 cm de gengibre

1 cm de cúrcuma fresca ou 1 colher (chá) de cúrcuma em pó

um punhadinho de salsinha

2 cenouras

1 maçã verde

1. Bata todos os ingredientes no liquidificador até obter uma mistura homogênea.

---

3   Harold McGee, On Food and Cooking, 425.
4   Ibid.

• Almoço

Tacos de alface com nozes

Rendimento: 4 porções

Use a criatividade e fique à vontade para preparar estes tacos com amêndoas ou qualquer outra combinação de castanhas!

2 pés de alface-romana
1 caixinha de tomates-cerejas (2 xícaras, aproximadamente)
2 xícaras de nozes
1½ colher (sopa) de cominho em pó
1 colher (sopa) de coentro picado
1 colher (sopa) de vinagre balsâmico
1 colher (sopa) de vinagre de maçã
uma pitada de páprica doce em pó
uma pitada de alho em pó
uma pitada de pimenta-do-reino moída
2 avocados ou 1 abacate pequeno
½ colher (sopa) de salsinha desidratada
sal e pimenta-do-reino moída a gosto
suco de 1 limão-taiti

1. Lave bem e escorra a alface e os tomates, usando uma peneira e papel-toalha. Corte os tomates ao meio. Reserve enquanto prepara os demais ingredientes.
2. Coloque as nozes e todos os temperos no liquidificador. Com a tecla pulsar, vá batendo sem deixar muito homogêneo, para continuar com os pedacinhos de nozes.
3. Espalhe a massa de nozes sobre as folhas de alface, dividindo-a em 4 porções iguais.
4. Corte os abacates ao meio e retire o caroço. Tire a casca e corte em pedacinhos iguais.
5. Disponha os pedacinhos de abacate e de tomate sobre a massa de nozes. Salpique a salsinha por cima, tempere com a pimenta e o sal e regue com o suco de limão.

SEMANA 2: SENDO CONSISTENTE

• Jantar

Feijão-preto e salada de couve

Rendimento: 1 porção

Sempre que Marilyn prepara esta salada, ela já sabe: abro um enorme sorriso! Como ela é gentil, faz sempre. A erva-doce oferece um toque crocante com um ligeiro sabor de alcaçuz. Não é preciso conhecer as palavras rutina (vitamina P), quercetina e kaempferol para garantir que a erva-doce que vai mastigar neste almoço está cheia de antioxidantes que auxiliam o organismo no combate aos radicais livres – mas agora já sabe.[5]

1 xícara de feijão-preto

3 xícaras de água

2 xícaras de couve picadinha

¾ de xícara de tomate picado

¼ de xícara de salsinha crespa picada

½ avocado ou ¼ de abacate pequeno sem caroço e sem casca picado

⅓ de xícara de erva-doce picada

¼ de xícara de cebola picada

⅓ de xícara de cenoura ralada

1 colher (sopa) de azeite de oliva extra virgem

3 colheres (sopa) de suco de limão-siciliano

sal marinho e pimenta-do-reino moída a gosto

1. De véspera, deixe o feijão de molho para diminuir o tempo de cozimento. Se preferir, faça um molho rápido, cobrindo o feijão com água e levando à fervura por 2 minutos; retire do fogo e deixe-o descansar por 1 a 2 horas.

2. Escorra o feijão e coloque na panela de pressão. Cubra com a água e cozinhe por 15 minutos.

3. Escorra o feijão e separe a quantidade que vai usar. O restante pode ser conservado na geladeira em recipiente hermeticamente fechado ou em sacos plásticos por 3 a 4 dias, ou no congelador por 1 a 2 meses.

---

5   http://www.whfoods.com/genpage.php?tname=foodspice&dbid=23. [acesso em 24 jul. 2014].

A REVOLUÇÃO DE 22 DIAS

4. Em uma tigela, junte o feijão-preto cozido, a couve, o tomate, a salsinha, o abacate, a erva-doce, a cebola e a cenoura e mexa. Regue com o azeite e o suco de limão, misturando tudo com delicadeza.
5. Tempere com sal e pimenta-do-reino a gosto e sirva!

ATIVIDADE FÍSICA

- **Treino de resistência:** Complete os exercícios sugeridos no Capítulo 14.

DIA 11
CONQUISTE AS SUAS RECOMPENSAS

Temos tanto conforto em nossa sociedade que perdemos a noção do que significa de fato batalhar por alguma coisa. Antes de existir o cartão de crédito, o que você tinha de fazer? Tinha de trabalhar duro para obter alguma coisa que desejasse. Agora, não. Pode usar o cartão de crédito antes de faturar qualquer coisa e depois ficar pagando pelos quatro anos seguintes.

É isso o que estamos fazendo com a comida.

Quando abusamos do cartão de crédito, na verdade, estamos nos oferecendo algo que ainda não conquistamos. Algo pelo que ainda não trabalhamos. Esse comportamento está tão enraizado que tratamos tudo desse jeito: finanças e nutrição. Sempre nos recompensando, mesmo que ainda não tenhamos conquistado nada. E depois ficamos pagando ao longo de anos, com preocupações e saúde ruim.

O objetivo desta Revolução de 22 Dias é tornar você consciente e atento: consciente em relação à comida, ciente de quando come e o que come, de modo que consiga parar de usar a comida como prêmio. De modo que possa se dar uma recompensa de verdade: uma boa saúde e vitalidade.

Se se sentir frustrado ou desejar alguma "recompensa" em comida que não faz parte do programa, pare. Você conquistou essa recompensa? Ou está pedindo emprestada uma energia que não vai poder devolver – que vai levar você ao ganho de peso em vez de perda, e à saúde ruim em vez de boa?

Para a melhor saúde (e um melhor extrato de cartão), conquiste as suas recompensas. Não as tome emprestado.

A REVOLUÇÃO DE 22 DIAS

CARDÁPIO DO DIA 11

• Café da manhã

Rabanada

Rendimento: 2 porções

Rabanadas em um livro de regime? Isso mesmo. Com os ingredientes adequados, você pode desfrutar de seus pratos preferidos e ainda garantir os benefícios à saúde de comer plantas!

1 banana madura
1½ xícara de leite de amêndoa
½ colher (chá) de essência de baunilha
▲ ½ colher (sopa) de linhaça moída
uma pitada de canela
óleo de coco para untar
4 fatias de pão vegano sem glúten
xarope de bordo ou de agave para acompanhar

1. Em uma tigela grande, amasse a banana.
2. Acrescente o leite de amêndoa, a baunilha, a linhaça e a canela e misture.
3. Aqueça uma frigideira untada com óleo de coco em fogo médio.
4. Quando a frigideira estiver quente, mergulhe as fatias de pão na mistura de banana, virando dos dois lados para cobrir bem.
5. Frite até dourar dos dois lados.
6. Sirva imediatamente com xarope de bordo.

• Almoço

Couve-flor assada com uvas e pignoli

Rendimento: 1 porção

Uma substanciosa couve-flor assada, combinada com pignoli e uvas, dá um sabor inusitado a esta salada – tornando-se um inesperado favorito. As uvas

SEMANA 2: SENDO CONSISTENTE

contêm muitos fitonutrientes, e existem pesquisas sobre os seus benefícios para a saúde cardiovascular, do sistema imunológico e para o controle do açúcar no sangue, entre outros.[6]

1 couve-flor média
suco de 1 limão-siciliano
uma pitada de sal
uma pitada de pimenta-do-reino moída
2 colheres (sopa) de pignoli
½ xícara de uva sem semente cortada ao meio

1. Aqueça o forno a 150 °C.
2. Em um refratário, misture a couve-flor com os demais ingredientes.
3. Cubra com papel-manteiga e leve ao forno por 15 a 30 minutos.

• Jantar

Salada de couve com batata-doce

Rendimento: 1 porção

Dois dos meus ingredientes preferidos – juntos! O sabor marcante da couve com o adocicado da batata-doce é uma combinação surpreendente, sobretudo se você acrescentar cranberries e sementes de girassol... que também ajudam a aumentar o valor nutricional. Nada mais gostoso!

1 batata-doce pequena
um punhado de couve
¼ de xícara de cranberries secos
¼ de xícara de sementes de girassol
2 colheres (sopa) de vinagre balsâmico
1 colher (sopa) de mostarda
uma pitada de sal marinho

---

6   http://www.whfoods.com/genpage.php?tname=foodspice&dbid=40. [acesso em 24 jul. 2014].

A REVOLUÇÃO DE 22 DIAS

1. Preaqueça o forno a 180 °C.
2. Lave bem a batata-doce em água corrente e cozinhe no vapor até ficar macia.
3. Depois, corte-a em cubos, embrulhe-a em papel-manteiga e leve ao forno por 10 minutos, até ficar crocante.
4. Pique a couve e disponha por cima da batata-doce. Salpique com os cranberries e as sementes de girassol.
5. Em uma tigelinha, misture o vinagre, a mostarda e o sal e regue a couve e a batata com esse molho.

ATIVIDADE FÍSICA

- **EXERCÍCIOS CARDIOVASCULARES:** Faça de 30 a 45 minutos dos exercícios cardiovasculares de sua preferência (exemplos no Capítulo 14) seguidos de 10 a 15 minutos de alongamento.

DIA 12

LEMBRE-SE DE QUE VOCÊ ESTÁ NO COMANDO

Comida e condicionamento físico são áreas da vida nas quais podemos exercer grande autonomia, no entanto a praticamos muito pouco. Imagine uma rua bloqueada por uma árvore imensa quando os seus freios estão funcionando bem. No entanto, você vê todo mundo indo na direção da árvore, e ninguém tira o pé do acelerador nem vira o carro.

As outras pessoas, o seu chefe, o clima: nada disso dá para controlar. Mas você tem controle sobre muito mais coisas do que imagina: a sua saúde, em como você se sente, sua aparência e em como envelhece, seus níveis de energia, seu sono. Porém, em vez de exercer controle nessas áreas que estão ao nosso alcance, deixamos nos inundar de medos que demandam o consolo imediato que a comida oferece. Você não deseja o conforto de se sentir saudável, bem condicionado e feliz? De perder peso, reverter doenças, desintoxicar a pele, proteger a sua visão e muitas outras coisas?

Temos apenas de parar de ter medo do que vai acontecer se nos sairmos bem: o medo de ter que mudar, amadurecer e de não se sentir muito à vontade ao longo do percurso. Precisamos superar as barreiras psicológicas que nos seguram. Sabe qual é a diferença entre vencedores e perdedores? Nenhuma. O perdedor simplesmente ainda não ganhou. Qualquer pessoa pode ser vencedora. Tem que continuar tentando. E, quando acerta, mesmo que tenha errado outras dez vezes, assim que fizer esse primeiro ponto... faz outro!

E se torna um vencedor.

O controle é seu! Pratique a disciplina necessária para vivenciar o melhor de você.

A REVOLUÇÃO DE 22 DIAS

CARDÁPIO DO DIA 12

• Café da manhã

Suco Extra C

Rendimento: 1 porção

suco de 1 laranja
4 cenouras
4 folhas de couve
suco de 1 limão-siciliano
um pedaço de gengibre fresco de 1 cm

1. Bata todos os ingredientes no liquidificador até obter uma mistura homogênea.

• Almoço

Pizza de massa fina

Rendimento: 2 porções

Acrescente hortaliças como cebola e pimentão para dar um toque mais forte.

Para a massa
¾ de xícara de farinha de arroz integral
½ xícara de farinha de tapioca
⅓ de xícara de água
1 colher (chá) de azeite de oliva
½ colher (chá) de sal marinho

Para a cobertura
2 tomates médios maduros cortados em 3 fatias grossas
½ avocado ou ¼ de abacate pequeno fatiado
2 folhas de manjericão fresco picado ou 1 colher (chá) de manjericão desidratado
pimenta-do-reino a gosto

SEMANA 2: SENDO CONSISTENTE

Para o queijo mozarela vegetal

▲ ½ xícara de castanha de caju crua deixada de molho em água filtrada por 12 horas e escorrida

1 xícara de água

1 colher (sopa) de farinha de tapioca

1 colher (chá) de suco de limão

1 colher (chá) de vinagre de maçã

½ colher (chá) de sal marinho

1. Para o queijo, bata todos os ingredientes no liquidificador em velocidade alta até obter um creme. Em uma panela, cozinhe o queijo em fogo médio, mexendo sempre. Abaixe o fogo e continue mexendo para não queimar. Quando a consistência engrossar (fica parecido com queijo derretido), retire do fogo e deixe esfriar. Reserve enquanto prepara os outros ingredientes. As sobras podem ser conservadas na geladeira por 5 a 7 dias.

2. Preaqueça o forno a 170 °C. Unte uma assadeira de pizza ligeiramente e enfarinhe com farinha de arroz integral.

3. Prepare a massa. Em uma tigela, misture as farinhas com o sal. Abra uma cova no centro e acrescente a água e o azeite, misturando com uma colher. Se necessário, acrescente 1 colher (sopa) de água, aos poucos, até obter a consistência desejada.

4. Despeje a massa na assadeira ou pedra de pizza e modele com as mãos no formato desejado. Alise a massa com a mão úmida e leve ao forno por 20 a 25 minutos.

5. Retire a pizza do forno e cubra com o tomate, o abacate e o queijo (ou queijo vegetal de sua escolha) e o manjericão.

6. Asse por mais 15 a 20 minutos até ficar ligeiramente crocante.

7. Retire do forno, tempere com uma pitada de pimenta-do-reino, fatie em 6 pedaços e sirva.

A REVOLUÇÃO DE 22 DIAS

• Jantar

Hambúrguer de lentilha com legumes cozidos no vapor

Rendimento: 6 unidades

A minha mulher prepara com frequência esses hambúrgueres, principalmente no verão, quando todo mundo esquenta as grelhas! Delicie-se com o seu hambúrguer de lentilha acompanhado de abacate, alface, cebola e molho de tahine (misture 1 colher de sopa de tahine com 3 colheres de sopa de suco de limão-siciliano e uma pitada de sal) no pão vegano sem glúten. Maravilhoso!

2 xícaras de lentilhas cozidas (ver cozimento no passo 1)

6 xícaras de água

▲ 2 xícaras de quinoa cozida (ver cozimento no passo 2)

⅓ de xícara de cebola picada

1 xícara de cenoura picada

1 colher (sopa) de suco de limão-siciliano

1 colher (sopa) de araruta

2 colheres (sopa) de farinha de grão-de-bico

¼ de colher (chá) de cominho em pó

¼ de colher (chá) de coentro fresco

1 colher (sopa) de salsinha desidratada ou fresca

uma pitada de alho em pó

½ colher (chá) de sal marinho ou a gosto

1. Em uma panela, junte a lentilha com 4 xícaras de água e leve à fervura. Acrescente uma pitada de sal, tampe a panela e cozinhe em fogo baixo por 20 minutos, aproximadamente, mexendo de vez em quando e não deixando que amoleça demais. Retire do fogo, escorra e reserve.
2. Em uma panela, junte a quinoa e o restante da água e leve à fervura. Acrescente uma pitada de sal, tampe a panela e cozinhe em fogo baixo por 20 minutos, aproximadamente. Depois de esfriar, as sobras podem ser conservadas na geladeira por 1 semana.
3. Preaqueça o forno a 200 °C.

SEMANA 2: SENDO CONSISTENTE

4. Em um liquidificador ou processador, junte 1 xícara de lentilha cozida, 1 xícara de quinoa, a cebola, a cenoura e o suco de limão. Use a tecla pulsar até picar tudo por igual. Depois, acrescente a araruta, a farinha de grão-de-bico, o cominho, o coentro, a salsinha, o alho e o sal, e use a tecla pulsar de novo.

5. Junte essa mistura ao restante da quinoa e da lentilha e misture tudo.

6. Divida a massa em 6 partes iguais, moldando-as com a mão. Ou divida em 12 partes, se quiser hambúrgueres menores.

7. Leve ao forno em assadeira forrada com papel-manteiga untado por 45 minutos, aproximadamente, virando os hambúrgueres depois de 20 minutos. Também podem ser preparados no fogão, em frigideira com pouco óleo.

8. As sobras podem ser conservadas na geladeira por alguns dias ou no congelador em recipiente hermeticamente fechado por 6 meses, no máximo.

ATIVIDADE FÍSICA

- **TREINO DE RESISTÊNCIA:** Complete os exercícios sugeridos no Capítulo 14.

DIA 13

APRENDA A DIZER NÃO

Recentemente, eu e minha esposa fomos a um evento na escola de nosso filho. Havia muita comida saudável e depois, de sobremesa, cupcakes com cobertura fluorescente e confeitos. Lá pelas tantas, uma professora abordou uma das crianças e disse: "Daniel, você não se serviu de cupcake!"

E ele respondeu: "Não, obrigado".

Ela perguntou: "Por que não experimenta?"

O menino de 7 anos disse: "Não quero".

E ela: "Como sabe que não vai gostar se não experimentou?"

Se ela o estivesse encorajando a experimentar brócolis ou um pedaço de salsão, eu teria compreendido. Mas por que ela insistia que ele experimentasse esse tipo de bolinho? Era de estarrecer.

Sempre vai haver alguém oferecendo a você um pedaço de bolo, mais um prato de massa, outra porção de uma coisa qualquer de que você não precisa. Pode ser o seu patrão ou o seu cunhado. Às vezes, amigos íntimos fazem isso, e às vezes autoridades.

Mesmo assim, não há problema em dizer "não, obrigado". Na verdade, é imperativo ter forças para dizer não.

SEMANA 2: SENDO CONSISTENTE

CARDÁPIO DO DIA 13

• Café da manhã

Mingau de aveia de véspera
Rendimento: 1 porção

Uma maneira esperta, sem ter de cozinhar, de fazer um café da manhã nos dias mais corridos... basta deixar na geladeira na noite anterior. 22 maneiras! Seja criativo e complete com combinações diferentes de frutas frescas, sementes e castanhas.

▲ ½ xícara de aveia sem glúten
½ xícara de leite de amêndoa
uma pitada de canela em pó
▲ ½ colher (sopa) de linhaça moída
½ xícara de fruta fresca

1. Misture a aveia, o leite de amêndoa e a canela em uma tigela e conserve na geladeira, em um recipiente hermeticamente fechado, da noite para o dia.
2. Pela manhã, cubra com a linhaça moída e a fruta fresca.

• Almoço

Tabule de quinoa
Rendimento: 1 porção

O tabule é tradicionalmente feito de trigo bulgur. Aqui, usamos quinoa, conservando todo o sabor do original, mas com uma melhor nutrição.

▲ 1 xícara de quinoa
2 xícaras de água
1 caixinha de tomates-cerejas (400 g, aproximadamente) cortados em quatro
1 pepino picado

A REVOLUÇÃO DE 22 DIAS

1 dente de alho picado
1 cebolinha picada
uma pitada de salsinha desidratada
suco de ½ limão-siciliano
sal a gosto
pimenta-do-reino moída a gosto

1. Em uma peneira fina, lave a quinoa, escorra e transfira para uma panela média.
2. Acrescente a água e uma pitada de sal. Leve à fervura, depois abaixe o fogo e cozinhe a quinoa por 15 a 20 minutos, até ficar fofa e a água ser absorvida.
3. Enquanto isso, misture todos os demais ingredientes numa tigela.
4. Depois que a quinoa esfriar, junte à mistura e tempere com o suco de limão, sal e pimenta.

• Jantar

Curry de legumes

Rendimento: 2 porções

óleo de canola para refogar
1 cebola picadinha
2 dentes de alho picadinhos
1 colher (sopa) de gengibre fresco ralado
4 xícaras de vegetais sortidos (use a combinação de sua escolha ou
    experimente a que eu sugiro abaixo)
    1 xícara de brócolis separado em floretes
    1 xícara de couve picada
    1 xícara de pimentão picado
    ½ xícara de couve-flor separada em floretes
    ½ xícara de espinafre picado
2 colheres (chá) de curry em pó
uma pitada de sal
1 vidro (400 ml) de leite de coco

SEMANA 2: SENDO CONSISTENTE

1. Em uma frigideira grande em fogo médio, coloque um fio de óleo e refogue a cebola, o alho e o gengibre por 2 minutos.
2. Acrescente os demais ingredientes e cozinhe lentamente até o molho engrossar e os legumes ficarem macios.

ATIVIDADE FÍSICA

- **EXERCÍCIOS CARDIOVASCULARES:** Faça de 30 a 45 minutos dos exercícios cardiovasculares de sua preferência (exemplos no Capítulo 14) seguidos de 10 a 15 minutos de alongamento.

DIA 14

CONTINUE PEDALANDO

O dia de hoje indica o final de duas semanas e o início da terceira, a reta final. Você já deve estar se sentindo entusiasmado – tem se esforçado muito e já tem sentido os benefícios de se alimentar com vegetais: já perdeu peso, tem mais energia, as pessoas a sua volta comentam o seu brilho.

Porém, isso não significa que é fácil. O entusiasmo às vezes é decorrente de sabermos que travamos o bom combate. Tentações sempre existirão. Bem como o seu compromisso de lidar com elas.

Tenho um amigo muito legal, que é como um mentor para mim, e sempre recebo a sabedoria dele de coração aberto. Ele diz que a vida é como andar de bicicleta: se não pedalamos, caímos. Se estamos indo muito rápido e não estamos pedalando, é provável que estejamos na direção errada – morro abaixo. Quando estamos pedalando, e é difícil, é quando estamos progredindo.

Portanto, continue pedalando!

SEMANA 2: SENDO CONSISTENTE

CARDÁPIO DO DIA 14

14

• Café da manhã

Suco da clareza

Rendimento: 1 porção

A beterraba empresta um tom maravilhoso e um sabor adocicado aos sucos. Também é superpoderosa para a saúde. De acordo com alguns estudos, beber suco de beterraba ajuda a reforçar a estamina, sendo então possível se exercitar por mais tempo. Também auxilia a baixar a pressão arterial.[7]

1 pepino
1 maçã
suco de 1 limão-siciliano
um punhadinho de salsinha
2 beterrabas

1. Bata todos os ingredientes no liquidificador até obter uma mistura homogênea.

• Almoço

Sushi vegano

Rendimento: 1 porção

1 folha de alga marinha nori
1 xícara de arroz-cateto integral cozido
½ avocado ou ¼ de abacate pequeno cortado em 2 fatias
3 colheres (sopa) de brócolis cru moído no processador
2 colheres (sopa) de couve-flor crua moída no processador
▲ 2 colheres (sopa) de castanha de caju esmigalhadas

---

7   http://www.webmd.com/food-recipes/features/truth-about-beetroot-juice.
[acesso em 22 jul. 2014].

A REVOLUÇÃO DE 22 DIAS

1 colher (sopa) de maionese light de canola
gergelim para salpicar
esteira de bambu para sushi

1. Cubra a esteira de bambu com filme de PVC.
2. Estenda a folha de alga com o lado áspero para cima.
3. Com as mãos úmidas, distribua o arroz no meio da alga, nivelando por igual com leve pressão dos dedos.
4. Vire a alga e disponha as fatias de abacate no meio, junto com o bróco-lis, a couve-flor, a maionese e a castanha de caju.
5. Comece a enrolar a esteira, apertando com firmeza a cada movimento.
6. Salpique o gergelim por cima do rolo. Com uma faca molhada, corte o rolo em 6 ou 8 fatias. Bom apetite!

• Jantar

Pimentão recheado de quinoa

Rendimento: 2 porções

Pimentão recheado tem sempre um aspecto maravilhoso. É o tipo do prato que recebe "ah!" quando o colocamos na mesa. Esta versão recebe um "ah" também depois da primeira mordida. E faz tão bem! Uma xícara de pimentão oferece todas as vitaminas A e C de que precisamos diariamente. Quanto mais cores de pimentão você apreciar, mais variedades de fitoquímicos vai obter. Os pimentões vermelhos são ricos em fitoquímicos como a luteína e a zeaxantina, que combatem doenças oculares; betacaroteno, que pode ajudar a combater alguns tipos de câncer; e licopeno, que parece diminuir o risco de câncer de ovário, segundo algumas pesquisas.[8] Prepare um ou dois pimentões por pessoa, dependendo do tamanho. Se forem do tamanho do seu punho, prepare dois; se forem maiores, basta um.

4 pimentões médios
▲ 1 xícara de quinoa

---

8 http://www.webmd.com/food-recipes/features/health-benefits-of-peppers. [acesso em 24 jul. 2014].

SEMANA 2: SENDO CONSISTENTE

2 xícaras de água

1 lata (440 g) de feijão cozido

1 cebola pequena picadinha

½ colher (sopa) de cominho em pó

uma pitada de alho em pó

uma pitada de sal

uma pitada de pimenta-do-reino moída

1. Preaqueça o forno a 180 ºC.
2. Corte o topo dos pimentões, como se fosse uma tampa, e retire as sementes. Reserve.
3. Em uma peneira, lave a quinoa, escorra e transfira para uma panela média. Acrescente a água e uma pitada de sal. Leve à fervura e cozinhe por 15 a 20 minutos, aproximadamente, até a água ser absorvida e a quinoa ficar soltinha.
4. Em uma tigela, misture o feijão, a cebola, o cominho, o alho, o sal e a pimenta. Junte a quinoa.
5. Recheie os pimentões com essa mistura de quinoa e feijão. Leve ao forno em assadeira forrada com papel-manteiga por 20 a 25 minutos.

ATIVIDADE FÍSICA

- **TREINAMENTO DE RESISTÊNCIA:** Complete os exercícios sugeridos no Capítulo 14.

11

SEMANA 3
DESENVOLVENDO A CONSCIÊNCIA

BEM-VINDO À SEMANA 3! VOCÊ JÁ deu duro para incorporar alimentos frescos em sua dieta, para alterar hábitos arraigados, ser mais consistente e cumprir o programa todos os dias. A essa altura, deve ser um pouco mais natural acordar e ficar com água na boca diante de amoras e morangos e, na hora do almoço, diante de uma deliciosa salada verde. Então, suponho que esteja pronto para algo um pouco mais sutil: consciência.

Você vai ter a oportunidade de ter consciência em relação a seus alimentos, antes, durante e depois das refeições.

- *Tenha consciência de seus alimentos antes de comer.* O que vai comer na refeição seguinte? Você tem alimentos frescos? Já fez o planejamento necessário?
- *Tenha consciência de seus alimentos enquanto come.* Está em um lugar onde se sente relaxado, com tempo para se concentrar em sua refeição? Você comeu a quantidade certa? Está satisfeito sem estar empanturrado?
- *Tenha consciência em relação ao alimento depois de comer.* A comida é recompensadora de verdade quando faz você se sentir bem!

Ter consciência e ser obsessivo não é a mesma coisa! As pessoas que fazem regime às vezes acham que a melhor maneira de se sair bem é criando uma fórmula rígida de sucesso, por exemplo, contando as calorias. Ficando obcecada por esses números, pode parecer que elas estão controlando o próprio destino. Mas quanto tempo dura um programa desse tipo? A menos que você seja um matemático, ficar contando, somando e multiplicando não é muito divertido e pode distraí-lo durante a refeição.

Em vez de contar calorias, eu gostaria que se concentrasse em *kaizen*. *Kaizen*, que significa "mudar para melhor", é um conceito japonês relativo a pequenas melhorias. A ideia de *kaizen* se encaixou no mundo dos grandes negócios. Nas fábricas e em planejamento, *kaizen* é usado para identificar onde os erros são cometidos ou de que forma certos sistemas poderiam funcionar melhor. Esse conceito encoraja o olhar atento e a adoção de pequenas mudanças efetivas que possam ter um imenso efeito propagador.

Esse tipo de concepção tanto é útil em pequena escala como em larga escala. Em uma cidade, a ideia e a observação *kaizen* podem significar a diferença entre um quarteirão cheio de lixo porque não existe lata de lixo e latas de lixo visíveis, que encorajam as pessoas a jogar a sujeira onde deve ser jogada. Em casa, *kaizen* significa lavar e fatiar as frutas e os legumes antes de estocar, para que seu uso e consumo fique simples e fácil como o dos alimentos embalados. Pode significar um caminho diferente para chegar em casa, a fim de não passar todo dia pela padaria preferida. Pode significar aprender a se afastar da mesa antes de se sentir empanturrado, em vez de deixar a refeição se arrastar até ter esvaziado todos os pratos.

Em vez de obsessão, o conceito de *kaizen* nos estimula a refletir e considerar. Quais são os gatilhos que influenciam os seus hábitos cotidianos? Quais são os hábitos que estão ajudando você a se sair bem – ou que estão atrapalhando você? Nesta semana, como pode fazer uso da consciência para sacudir esses padrões a fim de tomar o rumo da conquista, da autonomia e da saúde?

DIA 15

RECONHEÇA A SACIEDADE

Com todos os avanços da tecnologia, a vida ficou muito acelerada. Muita gente adquiriu o hábito de comer depressa, à mesa do trabalho, ou de nem almoçar. E, quando comemos, comemos tão rapidamente que não permitimos que o organismo nos indique se já chegamos ao ponto de saciedade. É como abastecer o carro: a gente para quase no final, sem deixar a gasolina transbordar.

Se você está acima do peso, é provável que ao comer encha demais o tanque, deixando a gasolina transbordar. Quantas vezes saiu de uma refeição pensando: "Acho que devia ter comido menos"?

Concentre-se em como se sente depois das refeições, *de fato*. Pois se sair de todas as refeições pensando: "Acho que conseguiria comer um pouco mais, mas estou bem. Estou naquele ponto em que me sinto bem mesmo", você vai ter um peso saudável.

Com o passar do tempo, descobri que a maneira mais saudável de comer é ficar 80% saciado, ou um pouco antes de satisfeito. Vinte minutos depois de uma refeição, quando o corpo conseguiu digerir e assimilar o nível de fome, você se sentirá perfeito. O nosso organismo é muito sofisticado, uma máquina impressionante, mas neste mundo tecnológico imediatista, com gratificações ao toque do dedo, precisamos ter paciência. Se você não tem paciência e encara esses três bocados a mais para se satisfazer de imediato, vai se arrepender. Não vai se sentir bem, o seu estômago vai reclamar e você vai se sentir letárgico – o oposto do que pretendia quando foi comer.

O seu alimento deve fazer com que você se sinta animado! Lembre-se de praticar a moderação se realmente deseja desfrutar da comida.

A REVOLUÇÃO DE 22 DIAS

CARDÁPIO DO DIA 15

• Café da manhã

Vitamina da correria

Rendimento: 1 porção

Na correria? Sem problema. Despeje num copo para viagem e leve com você esta bebida rica em proteínas, que vai permitir que a sua correria se estenda até quando quiser!

2 colheres (sopa) de proteína vegetal em pó (chocolate)
2 xícaras de leite de amêndoa
1 colher (sopa) de pasta de amendoim

• Almoço

Feijão-preto e salada de couve

Rendimento: 1 porção

1 xícara de feijão-preto
3 xícaras de água
2 xícaras de couve picadinha
¾ de xícara de tomate picado
¼ de xícara de salsinha crespa picada
½ avocado ou ¼ de abacate pequeno sem caroço e sem casca picado
⅓ de xícara de erva-doce picada
¼ de xícara de cebola picada
⅓ de xícara de cenoura ralada
1 colher (sopa) de azeite de oliva extra virgem
3 colheres (sopa) de suco de limão-siciliano
sal marinho e pimenta-do-reino moída a gosto

1. De véspera, deixe o feijão de molho para diminuir o tempo de cozimento. Se preferir, faça um molho rápido, cobrindo o feijão com água

SEMANA 3: DESENVOLVENDO A CONSCIÊNCIA

e levando à fervura por 2 minutos; retire do fogo e deixe-o descansar por 1 a 2 horas.

2. Escorra o feijão e coloque na panela de pressão. Cubra com a água e cozinhe por 15 minutos.

3. Escorra o feijão e separe a quantidade que vai usar. O restante pode ser conservado na geladeira em recipiente hermeticamente fechado ou em sacos plásticos por 3 a 4 dias, ou no congelador por 1 a 2 meses.

4. Em uma tigela, junte o feijão-preto cozido, a couve, o tomate, a salsinha, o abacate, a erva-doce, a cebola e a cenoura e mexa. Regue com o azeite e o suco de limão, misturando tudo com delicadeza.

5. Tempere com sal e pimenta-do-reino a gosto e sirva!

• Jantar

Ceviche

Rendimento: 2 porções

Você vai adorar esta receita para um jantar sossegado ou uma reunião. Os seus convidados vão enlouquecer! A cenoura empresta a este prato uma explosão de laranjas além de 203% de sua necessidade diária de vitamina A em apenas uma porção, e muito potássio. E as pimentas picantes, como a jalapeño, contêm muita capsaicina, encontrada na parte branca dentro da pimenta. A capsaicina aumenta a temperatura corporal, nos fazendo suar, e acelera o metabolismo. Também diminui a sensação de fome.[1]

2 xícaras de palmito picado
1 avocado ou ½ abacate pequeno sem caroço e sem casca cortado em cubinhos
1 xícara de pepino cortado em cubinhos
1 xícara de cenoura cortada em cubinhos
½ xícara de cebolinha picada
1 pimenta jalapeño pequena sem sementes picada
suco de 4 limões-taiti

---

1 Harold McGee, p. 419, On Food and Cooking.

A REVOLUÇÃO DE 22 DIAS

1 colher (sopa) de azeite de oliva extra virgem (opcional)
um punhadinho de salsinha desidratada
uma pitada de sal marinho
uma pitada de pimenta-do-reino moída

1. Em uma tigela, misture o palmito, o abacate, o pepino, a cenoura, a cebolinha, a pimenta, o suco de limão e o azeite.
2. Salpique a salsinha e tempere com sal e pimenta.
3. Misture tudo com delicadeza e sirva.

ATIVIDADE FÍSICA

- **Exercícios cardiovasculares:** Faça de 30 a 45 minutos dos exercícios cardiovasculares de sua preferência (exemplos no Capítulo 14), seguidos de 10 a 15 minutos de alongamento.

DIA 16

FIQUE DE OLHO EM VOCÊ!

A medicina é a ciência da observação. Os médicos observam. Mas quem pode nos observar melhor do que nós mesmos? Você sabe o que o deixa bem. Sabe o que o leva a comer. Você sabe que, se está estressado, vai atrás de um chocolate. Sabe que, quando merece uma recompensa, vai direto num sorvete. E, se não sabe essas coisas sobre você mesmo, arrume um tempo para catalogar seus padrões de ansiedade e vontades. Seja sincero. É hora de reconhecer os velhos hábitos que vêm atrapalhando você e de batalhar para criar hábitos novos e mais saudáveis.

Agora, faça uso de sua consciência para criar esses novos hábitos. Você tem que descobrir o que estimula as reações automáticas, a fim de encontrar respostas alternativas, de acordo com o rumo que está tomando. Tem que descobrir formas melhores de se recompensar. Tem que transformar as respostas automáticas em escolhas conscientes!

Digamos que às três e meia da tarde, todos os dias, você tenha uma sensação esquisita e sinta vontade de se levantar da mesa de trabalho para beliscar alguma coisa. E você faz isso – precisa de um intervalo, então, levanta-se, dá uma voltinha e depois pega um bolo em um café qualquer. Claro, dez minutos depois, você está arrependido e se sente culpado em vez de se sentir bem. Por que se levantou, afinal? Porque estava se sentindo um tanto inquieto, e só queria se sentir melhor. Em vez disso, se sente pior.

Este é um bom momento para mudar. Retome as intenções por trás de sua saidinha. Era fome? Não. Era tédio? Talvez. Ou talvez você só quisesse se levantar e se movimentar. Quando descobrir o motivo desse bolo diário –

A REVOLUÇÃO DE 22 DIAS

um intervalo! –, vai poder planejar melhor. Você pode planejar parar às três e meia e sair, mas não para comprar doce, apenas para respirar, pois tudo de que precisava de verdade era de um pouco de espaço, de um intervalo para espairecer a cabeça. Não tinha nada a ver com doce! Tinha a ver com cinco minutos para espairecer, renovar, reconcentrar, realinhar, para voltar ao batente depois – sem arrependimento, apenas com a sensação boa de que você se cuida, seja em casa ou no trabalho.

Observe-se a fim de se flagrar no ato – e aí mudar de atitude, fazendo alguma coisa que lhe ofereça o que realmente deseja.

SEMANA 3: DESENVOLVENDO A CONSCIÊNCIA

CARDÁPIO DO DIA 16

• Café da manhã

Suco vivo

Rendimento: 1 porção

A cúrcuma é uma raiz parente do gengibre. É parecida com o primo, mas tem um tom vibrante de amarelo. Vamos usá-la fresca em nossas receitas de suco porque ela apresenta muitos benefícios, entre eles, ajuda a aliviar a artrite, a dor de estômago, inchaços, resfriados e dores de cabeça. Há indicações de que os elementos químicos presentes na cúrcuma podem diminuir inchaços e inflamações.[2]

4 folhas de couve

1 pepino

1 xícara de abacaxi

2 talos de salsão

1 cm de cúrcuma fresca

1. Bata todos os ingredientes no liquidificador até obter uma mistura homogênea. Se necessário, acrescente um pouco de água.

• Almoço

Tartine com homus e brotos de alfafa

Rendimento: 1 porção

Tartine é um sanduíche aberto, e esta fabulosa interpretação junta homus e legumes numa bela montagem. Só leva dois minutos para preparar e é ótimo para levar ao trabalho nos dias mais corridos.

---

2   http://www.webmd.com/vitamins-supplements/ingredientmono-662-TURMERIC.
aspx?activeIngredientId=662&activeIngredientName=TURMERIC&source=2.
[acesso em 22 jul. 2014].

A REVOLUÇÃO DE 22 DIAS

2 fatias de pão vegano sem glúten

2 colheres (sopa) de homus (ver página 296)

um punhadinho de broto de alfafa

4 tomates-cerejas fatiados

½ avocado ou ¼ de abacate pequeno sem caroço e sem casca fatiado

uma pitada de páprica

1. Toste o pão e espalhe o homus em cada fatia.
2. Em cima, coloque o broto de alfafa. Distribua o tomate fatiado e o abacate. Finalize com uma pitada de páprica.

• Jantar

Sopa de lentilha com abacate e tomate

Rendimento: 4 porções

Para a sopa

1½ xícara de lentilha verde

1 colher (sopa) de óleo de açafrão ou de canola

½ cebola sem casca picadinha

¼ de colher (chá) de alho sem casca picadinho

½ colher (chá) de sal marinho

6 xícaras de água

½ colher (sopa) de cominho em pó

½ colher (chá) de coentro picado

¼ de colher (chá) de cúrcuma em pó

uma pitada de pimenta-de-caiena

Para a guarnição

2 abacates pequenos sem casca picados

3 tomates fatiados

suco de ½ limão-siciliano

½ colher (chá) de salsinha picada

uma pitada de sal marinho

SEMANA 3: DESENVOLVENDO A CONSCIÊNCIA

1. Em uma tigela, misture todos os ingredientes da guarnição e reserve, enquanto prepara a sopa de lentilha.
2. Em uma peneira, lave e escorra bem a lentilha, certificando-se de descartar eventuais pedrinhas.
3. Em uma panela, aqueça o óleo em fogo médio. Acrescente a cebola, o alho e o sal, mexendo de vez em quando, até a cebola ficar translúcida.
4. Junte os demais ingredientes da sopa e espere ferver. Abaixe o fogo, tampe a panela e cozinhe por 45 minutos aproximadamente.
5. Mexa a sopa de vez em quando para que não queime nem grude na panela.
6. Assim que as lentilhas estiverem macias e na consistência desejada, transfira para o prato e sirva com a guarnição.

ATIVIDADE FÍSICA

- **TREINAMENTO DE RESISTÊNCIA:** Complete os exercícios sugeridos no Capítulo 14.

DIA 17

UM SÓ TAMBÉM CONTA

Convenhamos: quando estamos de dieta, não é uma atitude isolada que vai nos levar à obesidade mórbida. Nem uma atitude só, nem um lanchinho só, nem um bolinho só. Ninguém ganha quilos comendo um pedaço de bolo ou um docinho! Mas, se você tem o costume de se reunir com os amigos no final da tarde na doceria, qual é a contribuição desse "um" docinho para sua dieta, seu peso, sua saúde e sua decisão?

O problema é a perpetuação da atitude, não o primeiro bocado. Ninguém fica com excesso de peso por causa de um biscoito. Ninguém adquire diabetes tipo 2 com um único sorvete. Ninguém tem ataque cardíaco por causa de um sanduíche.

Porém, se você nunca diz "não" para esse primeiro bocado, se continua a perpetuar a atitude, nunca vai perder peso. É provável que você ganhe peso.

Infelizmente, a verdade é que uma escolha leva a outra. Boas escolhas levam a mais boas escolhas. Escolhas ruins levam a mais escolhas ruins. Você come um saco de batatinha frita à noite e acorda sentindo-se inchado e péssimo. Então, em vez de um suco verde você pode muito bem comer uma rosquinha, que dá na mesma, certo?

Mas você vai se libertar só quando sair desse círculo vicioso. Todas as escolhas têm importância, pois qualquer uma leva à escolha seguinte. Se deseja começar um trajeto de quilômetros, não pode ficar resmungando sobre a distância: tem que começar! Tem que dar o primeiro passo! Cada escolha é um passo rumo ao seu futuro. Que tipo de futuro quer garantir?

SEMANA 3: DESENVOLVENDO A CONSCIÊNCIA

Então, dê o passo. Vá até o bufê de saladas. Faça um caminho diferente ao ir para casa depois de um jantar, para não passar pela confeitaria, a qual não consegue resistir. Tire os biscoitos da despensa se não consegue resistir a eles ao chegar em casa.

O seu percurso teve início com um passo, e cada passo subsequente leva você para adiante ou para trás.

Continue avançando!

A REVOLUÇÃO DE 22 DIAS

CARDÁPIO DO DIA 17

• Café da manhã

Tartine de tomate, abacate e homus

Rendimento: 1 porção

Esta tartine leva frutas e rende um café da manhã delicioso. É isso mesmo. Assim como os tomates, os abacates às vezes são considerados legumes, mas são fruta. De qualquer modo, propiciam quase 20 dos nutrientes essenciais a sua alimentação, como potássio, vitamina E, B e ácido fólico. Também reforçam a qualidade da nutrição, pois auxiliam a absorção de nutrientes solúveis em gordura, como o alfa e betacaroteno e a luteína.[3]

2 fatias de pão vegano sem glúten
2 colheres (sopa) de homus (ver página 296)
um punhadinho de broto de alfafa
4 tomates-cerejas fatiados
½ avocado ou ¼ de abacate pequeno sem caroço e sem casca fatiado
uma pitada de páprica

1. Toste o pão e espalhe o homus em cada fatia.
2. Em cima, coloque o broto de alfafa. Distribua o tomate fatiado e o abacate. Finalize com uma pitada de páprica.

• Almoço

Mix de feijões com batata-doce

Rendimento: 1 porção

Outra criação substanciosa e satisfatória! A batata-doce é uma base ótima para praticamente qualquer coisa. Escolha uma combinação de feijões ricos

---

3   http://www.californiaavocado.com/nutrition/. [acesso em 22 jul. 2014].

SEMANA 3: DESENVOLVENDO A CONSCIÊNCIA

em nutrientes que você tenha à mão ou experimente a minha mistura pre-ferida: feijão-branco e feijão-carioca.

1 xícara de mix de feijões (½ xícara de feijão-branco, ½ xícara de feijão-carioca ou outra combinação de sua preferência)

4 xícaras de água

½ cebola pequena picada

1 dente de alho picado

uma pitada de sal

½ colher (chá) de orégano

1 colher (chá) de cominho em pó

1 colher (sopa) de vinagre balsâmico ou de maçã

uma pitada de pimenta-do-reino moída

1 batata-doce

1. Coloque o feijão de molho de véspera. Escorra, lave e descarte a água.
2. Em uma panela média, leve ao fogo para cozinhar com a água, a cebola, o alho, o orégano e o cominho. Ferva e depois cozinhe em fogo mais baixo por 45 minutos. Se preferir, cozinhe na panela de pressão por 20 minutos, contados depois que a panela começar a chiar. Desligue o fogo, espere a pressão sair e a panela esfriar antes abri-la e continuar a receita.
3. Quando o feijão estiver macio, adicione o vinagre, o sal e a pimenta--do-reino.
4. Preaqueça o forno a 230 °C.
5. Lave bem a batata-doce em água corrente e seque-a.
6. Faça uns furinhos na batata e embrulhe-a em uma folha de papel-manteiga.
7. Leve a batata ao forno por 30 minutos, virando-a e deixando mais 20 minutos.
8. Retire a batata do forno e corte-a ao meio depois que esfriar um pouco.
9. Coloque o feijão por cima da batata, decorando com tomate e abacate.

A REVOLUÇÃO DE 22 DIAS

17

• Jantar

Salada de alcachofra, tomate e abacate

Rendimento: 1 porção

1 caixa de tomates sweet grape (400 g) cortados em quatro
1 pote de coração de alcachofra (130 g) fatiado
1 abacate pequeno
2 colheres (sopa) de azeitonas kalamata sem caroço picadas
suco de 1 limão-siciliano
uma pitada de páprica doce

1. Em uma tigela, coloque o tomate e a alcachofra. Tire a casca do abacate, corte em pedaços iguais e junte à tigela.
2. Acrescente as azeitonas e o suco de limão. Misture delicadamente.
3. Disponha tudo numa saladeira e salpique a páprica.

ATIVIDADE FÍSICA

• **EXERCÍCIOS CARDIOVASCULARES:** Faça de 30 a 45 minutos dos exercícios cardiovasculares de sua preferência (exemplos no Capítulo 14), seguidos de 10 a 15 minutos de alongamento.

DIA 18

NEGUE A NEGAÇÃO

Sempre que converso com pessoas que estão acima do peso, ouço o seguinte:

"Não sei por que não perco peso. Quase não como nada".

"Por que não sinto nenhum benefício? Sou praticamente vegano".

"Comi uma salada no almoço e um refogado no jantar. Nem tomei café da manhã!"

"É a minha tireoide".

"São meus hormônios".

O que essas pessoas estão dizendo de fato é: "Estou em estado de negação".

Tenho um amigo que está sempre reclamando de problemas digestivos. A dor de estômago sempre o incomoda, sobretudo depois das refeições. Eu falo sempre: "Você devia se alimentar só de vegetais". É algo que estimulo, principalmente em pessoas de que gosto muito. Não quero ver um amigo sofrendo, quero que se sinta em plena forma.

Quando me aprofundo sobre essas refeições "quase veganas", a verdade aparece.

Pergunto: "Você come queijo?"

"Ah, sim, adoro queijo."

"Esse é um dos fatores mais prejudiciais ao seu sistema digestivo."

"Ah, queijo é o meu ponto fraco. Sim, como muito queijo."

"Mas você come queijo todos os dias?"

"Claro! Talvez mais de uma vez por dia."

"Você está longe de ser quase vegano."

A REVOLUÇÃO DE 22 DIAS

Reconhecer que você está em negação é um passo fundamental! É preciso reconhecer que seus hábitos podem não ser exatamente como acha que são se não está obtendo os resultados esperados. Tem que ter consciência do que está ingerindo e colocar no prato os alimentos adequados em quantidades certas.

Negue a negação! Seja consciente!

SEMANA 3: DESENVOLVENDO A CONSCIÊNCIA

CARDÁPIO DO DIA 18

• Café da manhã

Suco de pepino

Rendimento: 1 porção

Recentemente, os pesquisadores começaram a prestar mais atenção no pepino, pois ele contém lignanas que estão relacionadas à redução do risco de doenças cardiovasculares e também do câncer de mama, de útero, ovário e próstata. O pepino fresco auxilia o organismo a combater os radicais livres e a inflamação, e parece que também faz bem aos antioxidantes. Além disso, hortaliças com baixo teor calórico são excelentes fontes de vitamina C, betacaroteno e manganês.[4]

4 talos de salsão
1 pepino grande
2 limões-sicilianos sem casca
um punhado de espinafre

1. Bater os ingredientes no liquidificador até obter uma mistura homogênea.

• Almoço

Sanduíche de grão-de-bico

Rendimento: 2 porções

1 lata (473 g) de grão-de-bico em conserva
2 colheres (sopa) de maionese de canola
1 colher (sopa) de mostarda em grão
¼ de xícara de salsão picado
¼ de xícara de cenoura ralada
2 fatias de pão vegano sem glúten torrado

---

4   http://www.whfoods.com/genpage.php?tname=foodspice&dbid=42. [acesso em 22 jul. 2014].

A REVOLUÇÃO DE 22 DIAS

1 pé de alface-romana
1 tomate pequeno cortado em rodelas
uma pitada de pimenta-do-reino moída

1. Coloque, no liquidificador, o grão-de-bico, a maionese e a mostarda. Com a tecla pulsar, vá batendo devagar até misturar, sem deixar cremoso demais.
2. Despeje a mistura em uma tigela, juntando o salsão e a cenoura.
3. Sobre cada fatia de pão, arrume a alface e cubra com a pasta de grão-de-bico.
4. Finalize com o tomate e tempere com pimenta-do-reino.

• Jantar

Tabule de quinoa

Rendimento: 1 porção

O tabule é tradicionalmente feito de trigo bulgur. Aqui, usamos quinoa, conservando todo o sabor do original, mas com uma melhor nutrição.

▲ 1 xícara de quinoa
2 xícaras de água
1 caixinha de tomates-cerejas (400 g, aproximadamente) cortados em quatro
1 pepino picado
1 dente de alho picado
1 cebolinha picada
uma pitada de salsinha desidratada
suco de ½ limão-siciliano
sal a gosto
pimenta-do-reino moída a gosto

1. Em uma peneira fina, lave a quinoa, escorra e transfira para uma panela média.
2. Acrescente a água e uma pitada de sal. Leve à fervura, depois abaixe o fogo e cozinhe a quinoa por 15 a 20 minutos, até ficar fofa e a água ser absorvida.

SEMANA 3: DESENVOLVENDO A CONSCIÊNCIA

3. Enquanto isso, misture todos os demais ingredientes numa tigela.

4. Depois que a quinoa esfriar, junte à mistura e tempere com o suco de limão, sal e pimenta.

ATIVIDADE FÍSICA

- **TREINO DE RESISTÊNCIA:** Complete os exercícios sugeridos no Capítulo 14.

DIA 19

FORTALEÇA VOCÊ MESMO E AS OUTRAS PESSOAS TAMBÉM

Todo o esforço que fez ao longo dos últimos dezoito dias, toda a força de vontade de que necessitou esta semana vão dar resultados surpreendentes, para você mesmo e para as pessoas a sua volta.

Imagine um jantar com amigos. O garçom se aproxima e pergunta: "Desejam alguma sobremesa?" Aí você dá uma olhada para o seu amigo e pergunta: "Que tal?" E ele responde: "Não, estou satisfeito." Então, você também responde: "Certo, estou satisfeito também". É simples. O seu amigo facilitou para você.

Mas e se ele tivesse dito: "Quero uma fatia dupla de torta"? É provável que você a dividisse com ele. Afinal, todos nós temos efeitos uns sobre os outros! As pesquisas demonstraram que as pessoas com amigos pesados tendem a ser mais pesadas. Ao ficar mais magro, você vai mostrar aos amigos que isso é possível. Vai dar um exemplo positivo, dando os passos para melhorar a saúde. Ao se tornar mais forte, você vai fortalecer outras pessoas.

Ao fazer mudanças positivas, seus amigos vão enxergar os benefícios, observar o novo brilho de seus olhos e a agilidade de seus passos, e vão querer embarcar nessa também. Pois todos nós inspiramos uns aos outros. Observe! Como muitas pessoas de regime gostariam de ter mais apoio social, se você conservar suas escolhas inspiradoras, os amigos e familiares vão aderir. Se isso não acontecer no Dia 1, alguns dias depois, eles vão dizer: "Você está mesmo fazendo isso? Quero fazer junto com você".

À medida que altera os seus hábitos, suas atitudes conscientes vão ter um efeito profundo em você, e vão ter um efeito profundo nos seus amigos e nas pessoas de quem mais gosta.

SEMANA 3: DESENVOLVENDO A CONSCIÊNCIA

CARDÁPIO DO DIA 19

• Café da manhã

Suco de laranja feliz

Rendimento: 1 porção

As laranjas são muito saudáveis, pois contêm quase o valor de um dia de vitamina C em uma única porção, auxiliando no combate de resfriados, doenças cardiovasculares, além de seu potencial para baixar o colesterol, proteger de doenças respiratórias e de artrite reumatoide.[5]

1 grapefruit sem casca e sem sementes

2 laranjas sem casca e sem sementes

1 limão sem casca e sem sementes

1 cm de gengibre fresco

1. Bater os ingredientes no liquidificador até obter uma mistura homogênea.

• Almoço

Tigela de arroz integral e couve

Rendimento: 2 porções

1 xícara de arroz integral

2 xícaras de água

um maço de couve fatiada bem fininho

legumes crus de sua preferência (brócolis, pepino, tomates, cenouras etc.)
    bem picadinhos

---

5   http://www.whfoods.com/genpage.php?tname=foodspice&dbid=37. [acesso em 23 jul. 2014].

A REVOLUÇÃO DE 22 DIAS

1. Lave o arroz integral em água por 30 segundos.
2. Coloque-o numa panela com a água. Leve à fervura, abaixe o fogo, tampe a panela e cozinhe por 40 minutos, até a água ser absorvida e o arroz ficar macio.
3. Coloque o arroz cozido em uma tigela com a couve e cubra com os legumes crus de sua preferência.
4. Para temperar, use o suco de 1 limão-taiti ou siciliano ou misture 2 colheres (sopa) de vinagre balsâmico com 1 colher (sopa) de mostarda e uma pitada de pimenta-do-reino, para fazer um vinagrete balsâmico caseiro.

• Jantar

Curry de legumes

Rendimento: 2 porções

óleo de canola para refogar

1 cebola picadinha

2 dentes de alho picadinhos

1 colher (sopa) de gengibre fresco ralado

4 xícaras de vegetais sortidos (use a combinação de sua escolha ou experimente a que eu sugiro abaixo)

    1 xícara de brócolis separado em floretes

    1 xícara de couve picada

    1 xícara de pimentão picado

    ½ xícara de couve-flor separada em floretes

    ½ xícara de espinafre picado

2 colheres (chá) de curry em pó

uma pitada de sal

1 vidro (400 ml) de leite de coco

SEMANA 3: DESENVOLVENDO A CONSCIÊNCIA

1. Em uma frigideira grande em fogo médio, coloque um fio de óleo e refogue a cebola, o alho e o gengibre por 2 minutos.
2. Acrescente os demais ingredientes e cozinhe lentamente até o molho engrossar e os legumes ficarem macios.

ATIVIDADE FÍSICA

- **Exercícios cardiovasculares:** Faça de 30 a 45 minutos dos exercícios cardiovasculares de sua preferência (exemplos no Capítulo 14), seguidos de 10 a 15 minutos de alongamento.

DIA 20

BOA ENERGIA ENTRA, BOA ENERGIA SAI

A esta altura, você deve estar sentindo as mudanças decorrentes de se alimentar de frutas, verduras, legumes e grãos – alimentos generosos que a terra nos oferece. Quando os vegetais crescem, o sol brilha, a energia é absorvida pelo ar e pelo solo, e a química da natureza transforma luz em alimento que nos oferece energia – energia pura, natural, curativa, que muda a sua maneira de viver no mundo.

Quando consome carne, você consome uma energia que provavelmente foi gerada e morta de formas desumanas. As imagens dos animais criados em confinamento são depressivas e tristes – como alguém pode se sentir bem se a energia vem de lugares tão horríveis?

O consumo de vegetais é melhor para o mundo também. As mudanças climáticas já foram relacionadas ao consumo da carne por muitas organizações ambientalistas de renome. De acordo com o Environmental Defense Fund [Fundo de Defesa Ambiental], se todo norte-americano deixasse de fazer uma refeição de aves por semana e a substituísse por alimentos vegetarianos, as reservas de dióxido de carbono corresponderiam a menos 500 mil carros nas estradas americanas. Uma mudança pequena vai longe, no seu corpo e no mundo afora. Que carma bom!

Em muitos aspectos, optar pelo bem-estar e pelo hábito consciente de se alimentar de vegetais em vez de ficar inconscientemente enchendo a casa e o prato de alimentos processados que levam a doenças é uma mudança que afeta *tudo*. Fortalecer o corpo com a energia certa, vinda das plantas, gera uma onda poderosa e incrível.

SEMANA 3: DESENVOLVENDO A CONSCIÊNCIA

CARDÁPIO DO DIA 20

20

• Café da manhã

Suco verde magro

Rendimento: 1 porção

4 folhas de couve

um punhado de espinafre

2 maçãs verdes sem miolo

1 limão-siciliano sem casca e sem sementes

2 tâmaras sem caroço

1 banana congelada

1. Bata todos os ingredientes no liquidificador até obter uma mistura homogênea.

• Almoço

Salada de quinoa com lentilhas

Rendimento: 2 porções

▲ 1 xícara de quinoa

1 xícara de lentilhas

½ colher (chá) de sal marinho

1 colher (sopa) de cominho em pó

1 colher (sopa) de coentro picado

1 cenoura grande picada

uma pitada de pimenta-do-reino moída

um punhado de espinafre

1. Em uma peneira fina, lave a quinoa, escorra e coloque-a em uma panela média.
2. Acrescente 2 xícaras de água e uma pitada de sal. Ferva, abaixe o fogo e cozinhe até a quinoa absorver a água e ficar fofa (cerca de 15 a 20 minutos).

A REVOLUÇÃO DE 22 DIAS

3. Lave 1 xícara de lentilhas e coloque-as em uma panela média.
4. Acrescente 2 xícaras de água, o cominho, o coentro, a cenoura e a pimenta-do-reino.
5. Leve à fervura, abaixe o fogo e deixe cozinhando por 20 a 30 minutos. Acrescente água se necessário, de modo que as lentilhas fiquem ligeiramente cobertas.
6. Sirva a quinoa sobre uma cama de espinafre, com as lentilhas em cima.

• Jantar

Berinjela assada com pico de gallo

Rendimento: 2 porções

Para a berinjela
1 berinjela grande
4 colheres (sopa) de azeite de oliva
sal marinho a gosto

Para o pico de gallo
1 avocado ou ½ abacate pequeno sem casca e sem caroço picado
2 tomates médios fatiados
1 cebola pequena picadinha
½ pimenta jalapeño ou dedo-de-moça sem sementes picadinha
suco de 2 limões-taiti
1 dente de alho picadinho
¼ de xícara de salsinha ou coentro picados
pimenta-do-reino moída a gosto
sal marinho a gosto

1. Preaqueça o forno a 230 C.
2. Lave e descasque a berinjela e corte-a em fatias finas.
3. Unte de leve cada fatia dos dois lados com o azeite e tempere com sal.
4. Disponha as fatias em uma assadeira forrada com papel-manteiga ou papel-alumínio e leve ao forno por 8 a 10 minutos, de cada lado.

SEMANA 3: DESENVOLVENDO A CONSCIÊNCIA

5. Prepare o pico de gallo, misturando todos os ingredientes em uma tigela.
6. Quando a berinjela estiver assada, coloque um pouco de pico de gallo sobre cada fatia e sirva.

ATIVIDADE FÍSICA

- **TREINO DE RESISTÊNCIA:** Complete os exercícios sugeridos no Capítulo 14.

A REVOLUÇÃO DE 22 DIAS

DIA 21

COLHA OS BENEFÍCIOS

Há três semanas, você se alimenta de vegetais. Isso significa que vem se proporcionando tudo o que precisa para se sentir e estar em plena forma! Ao acordar, tem um pouco mais de energia. O almoço não o deixa mais sonolento. Aquelas roupas estão começando a servir de novo. Talvez você tenha até se transformado no tipo de pessoa que conta a outras as vantagens de um estilo de vida à base de vegetais... e, quem diria, as pessoas escutam você! Por quê? Porque enxergam as mudanças em você. Como você e seus olhos brilham. Como você tem mais entusiasmo, mais confiança, mais energia.

Porque a maneira como vivemos fica estampada na nossa cara. Antes, quando consumia alimentos industrializados, salgadinhos, sem se dar conta, e comidas prontas cheias de glutamato de sódio, você provavelmente costumava acordar com olhos inchados de tanto sódio. Agora, nesses dias, em vez de consumir ingredientes para ter uma pele lastimável, você se proporcionou a nutrição equilibrada de que precisa para ficar radiante e pronto para tudo.

A sua pele deve estar revelando esse brilho, pois cortar os produtos de origem animal também significa eliminar muito de suas gorduras saturadas, notórias por entupir os poros. Além disso, muitas das vitaminas e minerais presentes nas frutas e verduras contribuem para uma pele saudável. O licopeno dos tomates, por exemplo, ajuda a proteger a pele dos prejuízos causados pelo sol, e a vitamina C da batata-doce alisa as rugas, estimulando a produção de colágeno.

Se está gostando dessa sua pele – desse seu novo eu mais magro a ponto de estar radiante dos pés à cabeça –, continue comendo vegetais e cuidando ao máximo de você, por dentro e por fora.

SEMANA 3: DESENVOLVENDO A CONSCIÊNCIA

CARDÁPIO DO DIA 21

21

• Café da manhã

Bruschetta de abacate

Rendimento: 1 porção

É isso mesmo: bruschetta no café da manhã!

1 tomate médio picadinho
⅓ de avocado ou ¼ de abacate pequeno sem caroço e sem casca picadinho
⅓ de cebola pequena picada
1 dente de alho picadinho
2 colheres (sopa) de suco de limão-siciliano
2 colheres (chá) de azeite de oliva extra virgem
1 colher (chá) de vinagre balsâmico
1 folha de manjericão fresca picada ou uma pitada de manjericão desidratado
sal marinho a gosto
pimenta-do-reino a gosto
2 fatias de pão vegano sem glúten torradas

1. Em uma tigela, misture o tomate, o abacate, a cebola e o alho. Regue com o suco de limão, o azeite e o vinagre. Junte o manjericão e tempere com o sal e a pimenta.
2. Torre o pão e coloque por cima a mistura de tomates. E sirva!

• Almoço

Tacos de alface e nozes

Rendimento: 4 porções

Mais uma oportunidade de preparar este prato à sua maneira, com uma mistura de castanhas de sua preferência!

A REVOLUÇÃO DE 22 DIAS

21

2 pés de alface-romana

1 caixinha de tomates-cerejas (400 g, aproximadamente)

2 xícaras de nozes

1½ colher (sopa) de cominho em pó

1 colher (sopa) de coentro picado

1 colher (sopa) de vinagre balsâmico

1 colher (sopa) de vinagre de maçã

uma pitada de páprica doce em pó

uma pitada de alho em pó

uma pitada de pimenta-do-reino

2 avocados ou 1 abacate pequeno

½ colher (sopa) de salsinha desidratada

sal e pimenta-do-reino moída a gosto

suco de 1 limão-taiti

1. Lave bem e escorra a alface e os tomates, usando uma peneira e papel--toalha. Corte os tomates ao meio. Reserve.
2. Coloque as nozes e todos os temperos no liquidificador. Com a tecla pulsar, vá batendo sem deixar muito homogêneo, para continuar com os pedacinhos de nozes.
3. Divida a massa de nozes sobre 4 folhas de alface.
4. Corte os abacates ao meio e retire o caroço. Tire a casca e corte em pedacinhos iguais.
5. Disponha os pedacinhos de abacate e de tomate sobre a massa de nozes. Salpique com a salsinha, tempere com a pimenta e o sal e regue com o suco de limão.

• Jantar

Salada de couve com batata-doce

Rendimento: 1 porção

Faça este prato ficar mais criativo complementando-o com sementes de abóbora ou de girassol.

SEMANA 3: DESENVOLVENDO A CONSCIÊNCIA

1 batata-doce pequena

um punhado de couve

¼ de xícara de cranberries secos

¼ de xícara de sementes de girassol

2 colheres (sopa) de vinagre balsâmico

1 colher (sopa) de mostarda

uma pitada de sal marinho

1. Preaqueça o forno a 180 °C.
2. Lave bem a batata-doce em água corrente e cozinhe no vapor até ficar macia.
3. Depois, embrulhe-a em papel-manteiga e leve ao forno por 10 minutos, até ficar crocante.
4. Pique a couve e disponha por cima da batata-doce. Salpique com os cranberries e as sementes de girassol.
5. Em uma tigelinha, misture o vinagre, a mostarda e o sal e regue a couve e a batata com esse molho.

ATIVIDADE FÍSICA

- **EXERCÍCIOS CARDIOVASCULARES:** Faça de 30 a 45 minutos dos exercícios cardiovasculares de sua preferência (exemplos no Capítulo 14), seguidos de 10 a 15 minutos de alongamento.

12

DIA 22
O INÍCIO DO MELHOR DA SUA VIDA

COMO SE SENTIU ao acordar esta manhã? Fiz a mesma pergunta lá no Dia 1 e estou perguntando de novo, pois este é um outro tipo de Dia 1: é o melhor Dia 1 do resto de sua vida. Não se sente muito melhor no próprio corpo do que antes de começar este programa? Muito mais forte? Cheio de vitalidade? Mais animado?

Você cumpriu o programa todos os dias, fazendo o melhor que pôde. Deu os passos necessários para encarar os seus hábitos de verdade, negar a negação e criar hábitos novos, mais fortes, mais cheios de vida e saúde.

Parabéns! Sinto muito orgulho de você e espero que você também se sinta orgulhoso. Hoje, gostaria que refletisse sobre como transformar alguns desses hábitos em algo permanente e duradouro. Sem viver de "regime". Conservar um peso saudável está relacionado a mudar a maneira de pensar sobre a comida. Esqueça a privação! Ofereça a você os alimentos de que precisa de fato, em todas as refeições, todos os dias.

CARDÁPIO DO DIA 22

• Café da manhã

Vitamina do Popeye
Rendimento: 1 porção

um punhado de espinafre
1 banana congelada
1 colher (sopa) de manteiga de amêndoa
2 colheres (sopa) de proteína vegetal em pó
2 xícaras de leite de amêndoa

1. Bata todos os ingredientes no liquidificador até obter uma mistura homogênea.

• Almoço

Salada crua de abobrinha, cenoura e pepino
Rendimento: 1 porção

1 abobrinha
1 cenoura
1 pepino
1 colher (sopa) de tahine
3 colheres (sopa) de suco de limão-siciliano
uma pitada de sal marinho
uma pitada de gergelim

1. Use o fatiador em espiral para cortar em tirinhas a abobrinha, a cenoura e o pepino e coloque-as em uma tigela.
2. Misture bem o tahine, o suco de limão e o sal marinho em uma tigelinha e despeje sobre os legumes.
3. Salpique o gergelim e sirva.

DIA 22: O INÍCIO DO MELHOR DA SUA VIDA

- **Jantar**

Salada de lentilhas beluga

Rendimento: 1 porção

1 xícara de lentilhas beluga
2 xícaras de água
1 colher (chá) de sal marinho
½ colher (sopa) de coentro em pó
½ colher (sopa) de cominho em pó
1 colher (sopa) de suco de limão-siciliano
1 colher (chá) de vinagre de maçã
1 colher (sopa) de alcaparra
½ cebola pequena picadinha
2 colheres (sopa) de pimentão vermelho picado
um punhado de folhas verdes

1. Lave as lentilhas e coloque-as em uma panela com a água, o sal, o coentro e o cominho. Leve à fervura, depois abaixe o fogo e deixe cozinhando até chegarem à consistência desejada (15 a 20 minutos).
2. Em uma tigela, misture as lentilhas com o suco de limão, o vinagre, a alcaparra, a cebola e o pimentão.
3. Disponha as lentilhas em cima de uma cama de folhas verdes e tempere com mais suco de limão e vinagre, se necessário.

ATIVIDADE FÍSICA

- **TREINO DE RESISTÊNCIA:** Complete os exercícios sugeridos no Capítulo 14.

CONSERVANDO A SUA REVOLUÇÃO

Você conseguiu! E se pretende que esses benefícios aumentem, continue. Mesmo que não siga os cardápios inteiramente, você já desenvolveu um conjunto de habilidades que vão ajudar a continuar se alimentando bem. Adquiriu o hábito de se alimentar de vegetais. Desenvolveu a atenção à consistência e à consciência. Aprendeu a se alimentar com moderação.

E agora?

- Continue a se alimentar de vegetais – se o que está comendo não faz mal, coma!
- Aproveite os deslizes para aprender em vez de usá-los como um convite a novos deslizes.
- Coma no café da manhã, almoço e jantar em vez de usar a comida por razões emocionais.
- Dê atenção à sua comida sentando-se para comer e comendo devagar.
- Tenha sempre um estoque de frutas e hortaliças frescas em casa em vez de um monte de alimentos industrializados.
- Prepare as refeições e aperitivos com antecedência para garantir que os alimentos saudáveis estejam tão à mão quanto a "fast food".
- Coma logo pela manhã, ao se levantar, e não pouco antes de se deitar à noite.
- Consulte as Receitas da Revolução de 22 Dias, no Capítulo 18, a fim de preparar pratos saborosos, que vão encantar você e todos os que ama.
- Lembre-se de que as calorias do álcool são calorias vazias, portanto, escolha bebidas alcoólicas com sabedoria. Se pretende voltar a beber vinho, faça isso com moderação, sabendo que isso afeta o seu peso e a sua saúde.

PARTE QUATRO

FORTALEÇA A SUA REVOLUÇÃO:

Como fazer o programa funcionar para você

13

CUIDE DOS DESAFIOS COM DELICADEZA

MUDAR NÃO É FÁCIL. NINGUÉM DISSE que seria! Se você quer fazer uma mudança de verdade e de fato obter benefícios, você tem que se agarrar ao programa em tempo real. E isso inclui desafios de todo tipo – os que vêm de dentro, os que vêm do ambiente físico, e os que vêm de amigos e familiares.

Estou aqui para lhe dizer que é possível! Você pode ir a festas. Você pode ir a restaurantes. Você pode aprender a usar desafios e oportunidades para aprender – mesmo que escorregue! Todas as refeições são oportunidades para comer vegetais. Toda experiência representa uma chance de aprender, de modo que você possa lentamente, com cuidado e propósitos, fazer escolhas melhores que vão levá-lo exatamente aonde pretende.

FESTA À BASE DE VEGETAIS

Assim que você decide mudar, perder peso e ser mais saudável, você sabe o que acontece: os convites começam a chegar. Dez aniversários, dois casamentos, um batizado. Ou feriados. As comemorações surgem exatamente quando você decide fazer essa mudança. É assim que é a vida. Por isso, digo sempre: "Sabe o que é? A sua força de vontade está sendo testada".

Você deve se comprometer completamente com o programa, não importa quais sejam os eventos de seu calendário social! Eventos significam pessoas celebrando a vida. Por que a comemoração de outra pessoa atrapalharia os seus cuidadosos planos de mudança e desenvolvimento? Ninguém quer isso! E você não tem que fazer uma escolha – pode ir a festas e se divertir, desde que se comprometa com seu próprio êxito.

Ir a festas e continuar firme no seu plano de alimentação à base de vegetais é só uma questão de estratégia, como acontece com quase tudo. Se você foi convidado para um casamento ou um jantar em que vai haver um excesso de comidas tentadoras, não vá com fome! Faça um lanche saudável em casa para ficar pronto. Ao chegar, dê uma olhada em tudo para distinguir as comidas mais saudáveis para você comer.

E lembre-se! Você não está ali por causa da comida. Está ali pelas pessoas, para se relacionar, para dançar. Então, aproveite a festa em vez de comer.

Se vai ter um compromisso na casa de um amigo, algo mais informal, ligue antes para ter uma ideia do cardápio. E se ofereça para levar um prato mais saudável que combine com sua dieta à base de vegetais. Quando chegar a essa reunião com uma travessa de homus e legumes, fique de olho. As pessoas vão consumi-la mais rapidamente do que as batatinhas fritas. As pessoas querem uma desculpa para comer algo mais saudável. Basta que lhes seja conveniente.

LEVE A REVOLUÇÃO AOS RESTAURANTES

Na casa dos amigos, você pode levar comida e compartilhá-la... mas restaurantes preferem que você consuma o cardápio deles. Se vai sair para comer fora, há algumas coisas simples que você pode fazer para garantir que a sua refeição faça bem a você e não o deixe com arrependimentos.

- Ligue antes ou verifique o cardápio na internet para que você tire as suas dúvidas com antecedência.
- Não saia quando estiver faminto! Fazer pedidos com olhar faminto leva ao empanturramento.
- Escolha alimentos saudáveis e simples. Coisas feitas com hortaliças, o mais naturais possível: saladas frescas, guarnições de legumes cozidos no vapor, sopas de legumes, arroz integral.
- Peça o molho da salada separado e sirva-se dele a gosto ou peça azeite e vinagre para você mesmo temperar.

- Fique longe de farinhas brancas e açúcar refinado.
- Diga não às frituras.
- Peça frutas frescas de sobremesa.

OS TROPEÇOS SÃO OPORTUNIDADES DE APRENDIZADO

Já aconteceu de você estar andando na calçada e, de repente, tropeçar numa beirada quebrada e se inclinar um pouco para a frente? Mesmo tropeçando, a gente não se joga no chão. A gente diz: "Opa!" Dá uma olhadinha para ver se alguém está observando, o que acontece raramente, e pensa: Como eu sou bobo! Mas estou bem. E continua andando. Foi só um tropeço!

A mesma coisa acontece com a dieta. Se você tropeçar, se vacilar, basta sacudir a poeira e continuar em frente, de volta ao plano.

A vida não é um *reality show*, em que você fica confinado num sítio, recebendo comidas nutritivas na boca como um passarinho. A vida é como um bufê *self service*, onde você tem que aprender a ficar com as mãos para trás se não consegue ficar longe do bolo de chocolate.

Se você realmente deseja arrebentar neste programa, tem que estar preparado, desses 22 dias em diante, para viver no mundo real, onde os desafios são frequentes, pois a comida não saudável prolifera nele. Tropeços vão acontecer, e, quando acontecerem, faça bom uso deles, não se perca neles.

O tropeço é uma oportunidade de aprender algo sobre você mesmo, sobre o que o provoca, e de se sintonizar com estratégias de sucesso. O perigo iminente também! Se você quase, quase, quase comeu os brownies, se você chegou perto disso umas cinco vezes e desistiu: parabéns! Ainda precisa refletir sobre o que provoca esse perigo e o que fazer para evitar isso na próxima vez.

Quando souber como lidar com essas situações, quando souber como superar esses obstáculos que a vida coloca em seu caminho, vai se sair bem de verdade. Vai ter sucesso quando conseguir se manter no caminho.

OFEREÇA A SI MESMO AS RECOMPENSAS CERTAS

Naturalmente, esse superar não diz respeito apenas ao que acontece ao sair. Às vezes, diz respeito também ao que acontece em casa.

Tenho um amigo que mora em Los Angeles que tem de tudo – em termos gerais. Tem um negócio que vai bem, muito dinheiro e uma casa maravilhosa com uma vista incrível da cidade. É um homem que conquistou todo tipo de sucesso, o tipo de homem que as outras pessoas invejam, mas, sendo amigo dele, eu sabia que ele ainda se sentia insatisfeito.

Durante vinte anos, ele lutou com o peso, que, literalmente, o punha para baixo. Os 18 quilos extras que carregava o faziam infeliz e turvavam o brilho de suas conquistas. Não importava o que fizesse, nem quanto peso conseguisse perder em um regime ou outro, ele sempre voltava à estaca zero: acima do peso e infeliz.

O que percebemos depois de ele refletir muito e de conversarmos sobre seus hábitos foi que ele não tinha nenhuma dificuldade para se alimentar de modo saudável ao longo do dia. Café da manhã, almoço, ótimos. Mas, quando chegava em casa no final do expediente, depois de dias normalmente longos e estressantes, ele se sentia como se merecesse uma recompensa.

O mimo é muito bom – quando o mimo nos faz bem. Se ele se recompensasse com uma corrida ou uma massagem, tudo ficaria bem. Em vez disso, ele se mimava com o que achava ser um prêmio: comida. Se avaliamos mais de perto, o brownie suculento não era mais uma recompensa de fato, pois, passados os trinta segundos de prazer, meu amigo sentia culpa e remorso.

Inicialmente, ele se sentia culpado por comer o brownie, porque estava fazendo a única coisa que não queria fazer, ou seja, consumindo comida que prejudicava a sua saúde e o deixava mal consigo mesmo. A situação dele era de perpetuar os mesmos sentimentos que não desejava.

Conversamos:

– Por que você está fazendo isso?

– Sinto fome.

– Não está com fome de verdade. Chega em casa e não quer ir direto para a cama.

CUIDE DOS DESAFIOS COM DELICADEZA

O que percebemos é que ele queria um tempo para repensar o dia, queria relembrar tudo e refletir sobre o que tinha feito de certo e de errado, para que pudesse melhorar. Depois, queria desligar e relaxar, antes de se deitar. A fim de relaxar, ele buscava comida, e se sabotava completamente.

– Por que não encontrar um jeito melhor de fazer isso? Por que não ler um bom livro? Por que não escolher um cantinho da casa e meditar? Por que não repassar as ideias em silêncio? – perguntei.

E ele me ouviu:

– Nunca tinha pensado assim. Você tem razão, não é fome de fato. Nem sei por que como. Em geral, nem sei o que estou comendo. Se me perguntar o que comi ontem à noite, não sei dizer.

– Por isso, não é uma recompensa pra valer – eu disse.

O que esse meu amigo percebeu é que ele precisava de um mimo melhor, algo que realmente o recompensasse, em vez de fazê-lo ficar se punindo. Precisava de um ritual melhor ao chegar em casa.

Depois de muita conversa, ele resolveu que, em vez de comer para relaxar, ele se daria o que precisava: mais sono. Então, quando chegasse em casa, em vez de comer, ele iria lavar o rosto, olhar no espelho e dizer: "Consegui. Mais um ótimo dia". E iria para a cama.

Uma semana depois, ele me ligou, animado, contando que estava funcionando. Finalmente, tinha dado a si mesmo a recompensa certa. E sabia por que funcionava. Sentia-se ótimo. E é isso que uma recompensa deve significar.

Portanto, ao examinar os seus hábitos mais de perto e seu sistema de recompensas, e o modo como reage ao estresse ou a um dia longo, ou como comemora, certifique-se de escolher recompensas que sejam mesmo recompensas. Pois a recompensa deve fazer você se sentir ótimo!

14

REVOLUÇÃO NO CONDICIONAMENTO FÍSICO

QUANDO EU ERA CRIANÇA, meu tio Paul tinha ótima forma. Ele era policial, e o cara mais musculoso que eu conhecia, com bíceps imensos. Foi o primeiro cara que eu vi levantar peso, e isso me ensinou algo importante: o que você faz e sua aparência física estão relacionados. O condicionamento físico dele era inspirador para mim! E ele fez mais do que inspirar: ele me ofereceu um lugar onde treinar ao me estimular a me inscrever numa programação da polícia regional para jovens. Isso significava que, na idade certa, eu poderia usar a academia deles. Ele me inspirou e me ofereceu as ferramentas. Isso fez muita diferença.

À medida que fiquei mais velho, achei importante me tornar um modelo para meus filhos, como o meu tio tinha sido para mim. Porque é assim que funciona. Tudo o que sabemos, aprendemos em algum lugar. Quanto maior a consciência sobre quem foram nossos modelos, ou que tipo de modelo queremos ser, mais nítidas ficam nossas prioridades.

Existe alguém em sua vida que o tenha inspirado a se desenvolver, aprender e se tornar a pessoa maravilhosa que você é? Existe alguém em sua vida que você teria orgulho de inspirar e se sentiria honrado com isso?

É muito interessante observar alguém que a gente conhece assumir uma aparência diferente. Isso nos lembra que nossos hábitos têm consequências. Se você tem sentido os efeitos colaterais decorrentes de hábitos que não deseja, como excesso de peso ou o início de uma doença – reversível e passível de prevenção – assuma isso agora! Escolha um ídolo ou o ídolo de alguém – qualquer coisa que incendeie a sua alma e diga que você consegue.

A REVOLUÇÃO DE 22 DIAS

Eu era um jovem muito atlético e descobri a boa nutrição muito cedo, como já mencionei. Mas também fui um garoto magrela sem muitos modelos de boa saúde. Ver o condicionamento de meu tio me mostrou que isso era possível. Era uma questão de saber como, e isso veio com livros e com orientação na academia. Comecei fazendo exercícios de flexão. Comecei a usar pesos. Comecei a ficar mais forte. E os meus amigos perceberam!

Lembro de aguardar, ansioso, pelo President's Challenge, um campeonato escolar anual de condicionamento físico de todas as escolas do país. Estava de olho no prêmio. E passei o ano praticando as minhas flexões, alongamentos e localizadas, e a consistência compensava ano a ano.

Não demorou e me tornei o especialista em condicionamento físico entre os meus amigos. Mostrava como fazer certos exercícios e respondia a dúvidas dos chamados "gordinhos" sobre como perder peso.

Aprendi que adorava ser a pessoa que partilhava com outras um conhecimento que poderia ajudá-las, e decidi aprender o máximo.

ARRUME TEMPO EM VEZ DE DESCULPAS

Você arruma tempo para se exercitar? Ou inventa uma lista de desculpas – não consegue, não tem tempo? "Ocupado" não é motivo para não se exercitar!

Tenho um cliente chamado Frank que é um homem de negócios de uns 40 e poucos anos. Depois de anos negligenciando a saúde e o corpo, ele resolveu que iria dar uma chance para uma alimentação à base de vegetais, pois tinha visto que seu irmão tinha conseguido bons resultados com isso. Frank era o tipo de pessoa que vivia para o trabalho, onde gastava todo o seu tempo e energia. Logo ficou evidente que ele acreditava que, se fosse à academia ou se passasse algum tempo fazendo qualquer coisa mais prazerosa, fosse de dia ou à noite, estaria sacrificando a produtividade e, para Frank, produtividade era tudo.

Mas, desta vez, Frank concordou em ir a fundo. Mesmo estando "muito ocupado" e precisando de "ser produtivo", prometeu que, além de comer vegetais, também iria se exercitar. E cumpriu mesmo a promessa. Deu 100% de si. Mergulhou de cabeça e começou logo uma programação de atividades físicas com um treinador da academia de sua região.

252

Dá pra adivinhar o que aconteceu? Os resultados apareceram, e Frank foi fisgado. Por volta do 22º dia, ele tinha perdido 6 quilos e estava se sentindo melhor do que nunca. Sua surpresa foi aprender que o hábito de só trabalhar e não se exercitar estava, na verdade, atrapalhando a produtividade. Frank acabou ficando muito mais produtivo com uma alimentação à base de vegetais e com um cronograma saudável de atividades físicas. Novo estilo de vida, novo estilo de saúde, negócios melhores. O tempo gasto com a saúde sempre vale a pena.

POR QUE SE EXERCITAR É IMPORTANTE

Existem tantas boas razões para fazer exercício que eu poderia passar o dia todo falando delas. Porém, não quero que você fique aí só aprendendo o valor de se exercitar... quero que se levante e pratique mesmo! Portanto, vamos dar uma olhada rápida em alguns dos incríveis benefícios, e, depois, você calça um par de tênis e sai para respirar ar puro, auxiliando o seu organismo a obter todas as vantagens da nutrição maravilhosa que vem fazendo.

A atividade física vai ajudar você a:

- **PERDER PESO, GANHAR CONFIANÇA, SENTIR-SE MAIS ATRAENTE.** Com mais energia, um brilho saudável e melhor humor, de repente, tudo isso vai deixar você mais *sexy*. E você vai se sentir ótimo à medida que seus músculos ganham forma e o peso continua diminuindo.
- **PREVENIR DOENÇAS E SINTOMAS PREJUDICIAIS.** Pressão alta, depressão, derrame, alguns tipos de câncer, artrite... ficar em forma ajuda a prevenir uma série de doenças e pode auxiliar com os sintomas de problemas que você já tenha.
- **CONSERVAR A SAÚDE DO CORAÇÃO.** As pessoas mais ativas e mais bem condicionadas apresentam menos doenças coronarianas... e se têm alguma coisa, é só com mais idade e menos severa.[1]

---

1 Myers J. Exercise and cardiovascular health. Circulation. 2003 [acesso em 1 jul. 2014];107:e2-e5. Disponível em: http://circ.ahajournals.org/content/107/1/e2.full.

- **FICAR MAIS FELIZ.** Fique livre do estresse, aumente os níveis de endorfina, alivie depressões e reforce a confiança em si mesmo: se deseja acabar com a ruga da testa, movimente-se e sinta-se feliz!
- **RELAXAR.** Quem disse que é preciso se deitar para relaxar? Exercícios físicos podem ser uma das formas mais eficientes e benéficas para acalmar mente e corpo, além de propiciar um monte de outros benefícios que vão sacudir a sua revolução. Se você está acostumado a relaxar no sofá, tente a esteira, uma aula de ioga ou uma prancha de surfe, e veja quanta energia vai ter! Quando praticamos exercícios físicos, o coração bate mais rápido, o fluxo sanguíneo fica mais eficiente e mais oxigênio, além das vitaminas e minerais que você consome, chega aonde deve chegar. E coração e pulmões mais fortes ajudam você a subir escadas, seja lá de quantos degraus, ou a carregar as sacolas da feira cheia de hortaliças fresquinhas que você anda arrastando.
- **CONSERVAR A SAÚDE ÓSSEA.** À medida que envelhecemos, perdemos massa óssea. Fazer bastante exercício, sobretudo exercícios com peso, ajuda os ossos a permanecerem fortes, para que você evite doenças como a osteoporose.
- **PERDER PESO DE VEZ.** O seu condicionamento físico é o pilar que vai sustentar a sua alimentação à base de vegetais, para que você consiga perder peso e conservá-lo. Se está aqui porque quer ser mais esguio e magro, a atividade física vai ajudá-lo nesse objetivo. Se está aqui porque quer conservar sua boa forma, a atividade física vai evitar que ganhe peso. Quanto mais se envolver, mais vai se desafiar e melhores serão os resultados![2]

TREINAMENTO FÍSICO DA REVOLUÇÃO DE 22 DIAS

O condicionamento físico é importante. Se você deseja obter os melhores resultados, preste atenção ao seu condicionamento físico. Assim como os ve-

---

2 Mayo Clinic Staff. Exercise: 7 benefits of regular physical activity. Mayo Clinic. 5 fev. 2014 [acesso em 24 jun. 2014]. Disponível em: http://www.mayoclinic.org/healthy-living/fitness/in-depth/exercise/art-20048389.

getais precisam de água e de sol para crescer, os seres humanos precisam de um equilíbrio saudável a fim de crescer e se desenvolver: necessitamos dos alimentos e da atividade física adequados e precisamos trabalhar ambos. Se queremos resultados, não basta fazer uma coisa só, ou dieta ou atividade física, é dieta *e* atividade física. Não existe solução rápida. Se alguém estiver prometendo a você uma solução rápida ou um atalho, não está falando a verdade.

Você pode usar o peso de seu corpo ou o equipamento mais tecnológico do mundo, não importa. Já vi pessoas transformarem o corpo com o mínimo de equipamento, e já vi pessoas com equipamentos supertecnológicos que não mudaram nada em anos... Êxito verdadeiro demanda trabalho sério. A chave do sucesso é a consistência!

Prática da Revolução de 22 Dias

EXERCÍCIOS CARDIOVASCULARES: Os dias ímpares são de exercícios cardiovasculares.

- Faça de 30 a 45 minutos de exercícios cardiovasculares seguidos de 10 a 15 minutos de alongamento.

TREINO DE RESISTÊNCIA: Os dias pares são de treinos de resistência.

- *Iniciante:* 10 repetições dos exercícios 1 a 7 (3x)
- *Intermediário:* 15 repetições dos exercícios 1 a 7 (4x)
- *Avançado:* 25 repetições dos exercícios 1 a 7 (4x)
- *Desafio:* 100 flexões de braço e agachamento (burpee), 200 agachamentos, 300 flexões, 4 pranchas (1 minuto cada), todos no menor tempo possível, tentando encurtar o tempo quando for praticar de novo.

Exercícios cardiovasculares

Em termos de exercícios cardiovasculares, defendo pelo menos 30 a 45 minutos três vezes por semana. Esse tipo de exercício aumenta a carga do coração e dos pulmões, tornando ambos mais eficientes. Esse tipo de treino vai reduzir o risco de doenças, aprimorar as funções cardíacas e fortalecer os pulmões e os músculos. Por fim, você vai ficar mais firme, mais rápido, indo além do imaginado.

Ao fazer esses exercícios, pratique num ritmo que dificultaria uma conversa, por exemplo. Os exercícios cardiovasculares ajudam a queimar energia e a aumentar o metabolismo, além de melhorar as funções cardíacas e pulmonares. Tendo ritmo, suando, desafiando coração e pulmões, vai saber que está praticando de maneira eficaz.

Eis algumas formas eficazes de fazer atividades cardiovasculares e se divertir:

- Caminhada
- Corrida moderada
- Corrida
- Corrida de velocidade
- Pular corda
- Ciclismo
- Natação
- Remo

Desafio extra: Verifique o seu ritmo! Completar uma série em um tempo mais curto é uma ótima maneira de sentir os efeitos e atingir os objetivos.

Treinos de resistência

Sempre fui fã de exercícios com peso, desde muito jovem, quando queria ganhar um campeonato. Os exercícios aqui sugeridos para o seu treinamento de resistência são simples, fáceis de fazer e não necessitam de nenhum equipamento. Isso mesmo! Não é necessário ser membro de nenhuma academia. Não precisa comprar equipamentos especiais, caros. Só tem de ter vontade de mudar!

Pelos próximos 22 dias, vai ter uma prática simples de baixa tecnologia. Ao fazer os movimentos, preste atenção na respiração. Vai ser preciso inspirar durante a parte excêntrica (fácil) do movimento, e expirar durante a parte concêntrica (difícil).

Concentre-se em fazer dessas séries um hábito – ao mesmo tempo, fique ciente de que essa consistência é a melhor coisa para o seu corpo e saúde.

Segue a lista de meus exercícios preferidos com o peso do próprio corpo, também chamados de exercícios calistênicos.

1.
FLEXÃO DE BRAÇO E AGACHAMENTO (BURPEE)

Exercício aeróbico completo, que vai da posição ereta ao agachamento e flexão e de volta à posição ereta. Ele deve ser feito num movimento o mais contínuo possível, e deve realmente aquecer.

Este movimento básico é constituído de cinco passos:

1 Inicie na posição ereta.
2 Flexione os joelhos e se agache, colocando as mãos no chão.
3 Estenda as pernas para trás e os braços para a frente, apoiando-se no chão apenas com os pés e as mãos, ao mesmo tempo.
4 Volte, num salto, à posição de agachamento, com as mãos no chão.
5 Em outro movimento rápido, passe do agachamento para a posição ereta, elevando os braços para o alto.

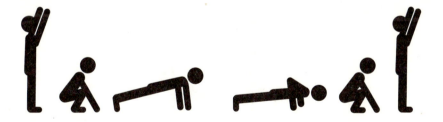

2.
AGACHAMENTO BÚLGARO (SPLIT SQUAT)

Um dos meus exercícios preferidos para os membros inferiores. Este agachamento búlgaro tem como objetivo os quadríceps, o tendão do jarrete (musculatura interna da perna), os glúteos e o abdome. Além disso, dá equilíbrio e estabilidade.

1. Em pé, posicione um banquinho ou uma caixa atrás de você. Eleve uma das pernas, apoiando o peito do pé no banquinho, mantendo o corpo ereto e o outro pé firme no chão.
2. Abaixe o corpo devagar até a coxa dianteira ficar paralela ao chão, certificando-se de que o seu pé dianteiro esteja avançado o suficiente para que o joelho não passe da linha do tornozelo quando abaixar.
3. Quando tiver abaixado, leve o quadril para a frente e para cima, enquanto pressiona o calcanhar para voltar à posição inicial.

- **DICA:** *Mantenha a coluna ereta durante o exercício.*

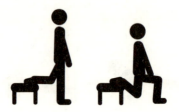

3.
AGACHAMENTO

Uma combinação completa de exercício corporal, que trabalha sobretudo os músculos da coxa, além de glúteos, tendão do jarrete (musculatura interna da perna), quadril e abdome. O movimento é simples, mas deve ser bem realizado, para evitar prejuízos e maximizar os resultados. Os agachamentos são ótimos para fortalecer coxas e pernas. Cumpra o objetivo do movimento, sem deixar que a gravidade faça o trabalho para você!

1. Inicie em posição ereta, com os pés firmes no chão, e ombros retos. Os braços vão ficar em ângulo de 90° em relação ao chão e estendidos à frente, o tempo todo.
2. Abaixe o quadril, inspirando, até as coxas ficarem paralelas ao chão. Mantenha a coluna ereta.
3. Expire e volte à posição ereta do início.

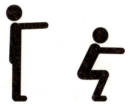

4.
FLEXÃO

As flexões são um dos exercícios mais comuns entre os que usam o peso do próprio corpo, e são também usadas como indicador do condicionamento físico geral. Elas trabalham os músculos do peito, junto com bíceps, ombros, abdome e o músculo serrátil anterior (músculo das costelas superiores), e desenvolvem a resistência muscular.

1. Comece com o corpo estendido, paralelo ao chão e apoiado nas mãos, braços estendidos (mãos e pés separados, posicionados na linha do ombro).
2. Inspire enquanto flexiona os braços, abaixando o peito até quase tocar o chão.
3. Expire ao se erguer, voltando à posição inicial.

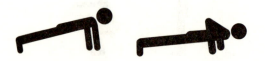

5.
AGACHAMENTO INVERTIDO (REVERSE DIP)

Esse tipo de agachamento há muito tem lugar garantido nas academias do mundo todo, devido aos benefícios resultantes de seus movimentos simples. Ele trabalha os músculos tríceps e os do ombro, costas e pescoço. É ótimo para definir os músculos do braço e tornear os ombros!

1. Coloque um banco ou apoio atrás de você. Comece com os braços estendidos e as mãos bem apoiadas nesse banco. Joelhos flexionados.
2. Estique a perna para a frente (ou em outro apoio, se quiser aumentar a dificuldade).
3. Comece a flexionar o braço, levando o corpo para baixo do apoio, até o antebraço ficar paralelo ao chão.
4. Fazendo força nos tríceps, erga-se de volta à posição inicial, com os braços completamente estendidos.

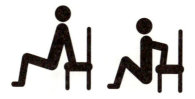

6.
PRANCHA

Este exercício é ótimo para modelar os músculos do tronco e do abdome, além de propiciar equilíbrio e resistência muscular.

1. Comece na posição da flexão, com os braços esticados e o corpo estendido rente ao chão.
2. Fique na posição (30 segundos), flexionando os músculos do abdome e os braços.

- **PARA INICIANTES:** *Fique à vontade para tentar esse exercício apoiado nos cotovelos.*

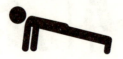

7.
PRANCHA LATERAL

A prancha lateral, como a prancha, é ótima para modelar os músculos do tronco, com uma ênfase a mais no equilíbrio e na resistência muscular.

1 Deite-se de lado, com as pernas bem esticadas.
2 Erga o corpo, com o braço inferior junto ao chão e completamente estendido sob o ombro.
3 Erga o quadril até ficar com o corpo em linha reta.
4 Sustente a posição (30 segundos).
5 Repita do outro lado.

- **PARA INICIANTES:** *Sinta-se à vontade para fazer esse exercício apoiando-se nos cotovelos.*

A REVOLUÇÃO DE 22 DIAS

Desafie a si mesmo! Quanto tempo levou para completar a série? Da próxima vez, tente cortar alguns minutos. Costumo usar essa série com os clientes e, para um desafio a mais, uso um *timer* para que eles realmente trabalhem!

Quer um desafio ainda maior? Faça 100 flexões de braço e agachamento, 200 agachamentos, 300 flexões e 4 pranchas (1 minuto cada). Quanto tempo leva para completar o desafio?

Melhore da próxima vez!

USE PROTEÍNAS VEGETAIS
PARA MODELAR OS MÚSCULOS

A NUTRIÇÃO E O CONDICIONAMENTO FÍSICO andam de mãos dadas em termos de saúde. Os carboidratos e as gorduras propiciam energia, e, se você quer o máximo dos músculos, vai conseguir tudo de que precisa com proteínas de vegetais!

Trabalho com muita gente que se preocupa com as suas fontes de proteína. Confie em mim, há muita proteína numa alimentação equilibrada à base de vegetais, e trata-se de uma proteína muito melhor para modelar músculos do que a proteína animal. Quando fazemos exercícios físicos, criamos inflamações musculares. Num processo de recuperação, o corpo quer diminuir a inflamação para podermos acelerar a fase de recuperação.[3] Isso sobrecarrega demais o organismo. Mas a dieta à base de vegetais auxilia o organismo a se recuperar sem a inflamação. Uma pesquisa comparou a proteína do soro de leite com a proteína do arroz – e, em termos de ganho de músculo, os efeitos não foram diferentes entre usar uma ou outra.[4]

Se você deseja realmente desenvolver músculos bons e fortes, deve consumir mais alimentos à base de vegetais, de modo que possa diminuir as inflamações no seu corpo. Pois, quanto antes diminuir a inflamação, mais rápida a recuperação – e mais rápido você pode começar outra série de exercícios.

É por isso que muitos atletas que se dedicam a competições longas e estafantes, como os triatletas e praticantes de Ironman, optam por uma alimentação à base de vegetais, por ser uma fonte incrível para o máximo desempenho.

Quando trabalhei com Robert, ele era um estudante em tempo integral e aspirante a triatleta profissional. Robert procurava alguma vantagem em seu desempenho e resolveu experimentar o programa da Revolução de 22 Dias. Já no Dia 1, a digestão dele melhorou. Também dormiu melhor à noite. Isso fez com que ele sentisse estar diante de algo especial! Em uma semana, Robert começou a perceber a diminuição do tempo de recuperação pós-treino e energia mais constante ao longo dos treinos mais longos. Quando chegou ao 22º dia, ele resolveu que precisava partilhar com a família e com todos os amigos esse estilo de vida (mas não com os seus competidores)!

---

3   Ley SH, Sun Q, Willett WC, Eliassen AH, Wu K, Pan A, Grodstein F, Hu FB. Associations between red meat intake and biomarkers of inflammation and glucose metabolism in women. Am J Clin Nutr. fev. 2014 [acesso em 25 jun. 2014];99(2):352-360. Disponível em: http://www.ncbi.nlm.nih.gov/pubmed/24284436.

4   Joy JM, Lowery RP, Wilson JM, Purpura M, De Souza EO, Wilson SMC, Kalman DS, Dudeck JE, Jäger R. The effects of 8 weeks of whey or rice protein supplementation on body composition and exercise performance. Nutrition Journal. [acesso em 25 jun. 2014]. Disponível em: http://www.nutritionj.com/content/12/1/86.

A REVOLUÇÃO DE 22 DIAS

AS FÉRIAS DA REVOLUÇÃO DE 22 DIAS

Não tire férias de sua revolução: leve-a de férias com você! Sair de férias não significa que você tem passe livre para a indulgência e para esquecer os exercícios. Na verdade, é o oposto disso. As férias oferecem tempo e espaço para reajustes e relaxamento. Portanto, concentre-se nos seus hábitos e em retomar coisas básicas quando estiver viajando. É também uma ótima oportunidade de experimentar novos tipos de atividade física em férias relacionadas ao condicionamento físico. Pense nisso! Você gosta de se exercitar, então por que não juntar essa diversão às atividades das férias?

É útil prever certos itens ao escolher o destino, avaliando cada um e a facilidade para se exercitar. Você também pode ajustar o seu destino às suas necessidades de condicionamento, escolhendo uma localização com acesso a trilhas de corrida ou de bicicleta ou algum *resort* com aulas de ioga.

- **ESCOLHA UM HOTEL COM OPÇÕES DE ATIVIDADE FÍSICA.** Se vai viajar a negócios ou por prazer, escolha um *resort* ou hotel que priorize atividades físicas, de modo que você possa se exercitar enquanto viaja. Muitos lugares oferecem academia, ioga e aluguel de bicicletas.
- **LEMBRE-SE DOS PARQUES NACIONAIS.** Se gosta de caminhar, pedalar ou de outras atividades e ainda é principiante, existem parques prontos para serem explorados. É possível encontrar na internet informações sobre parques nacionais brasileiros que valem uma visita e saber o que eles oferecem.
- **VIAJE DE BICICLETA.** Os ciclistas entusiasmados podem desfrutar de programações com grupos de ciclistas. Também na internet é possível encontrar associações e organizações voltadas para o ciclismo.
- **APRENDA ALGO NOVO.** Você já experimentou *stand-up paddle*, surfe, mergulho, ioga ou tênis? Essas atividades unem condicionamento físico e diversão. E, se você está pronto para um novo passatempo, comprometer-se com uma semana inteira dessa nova atividade vai transformá-lo rapidinho em profissional.

266

REVOLUÇÃO NO CONDICIONAMENTO FÍSICO

- **FÉRIAS COM UM GRUPO DE TURISMO ATIVO.** Em vez de um cruzeiro, se você gosta de excursões, escolha uma interessada em esportes, como você. Existem passeios de bicicleta, retiros de ioga, caminhadas ou mergulho; procure por um grupo que lhe ofereça excursões variadas. Já existe uma excursão praticamente para cada atividade e para cada orçamento. Você não só vai se divertir, mas, ao se comprometer com uma atividade por um período mais longo, vai aprimorar o seu condicionamento e voltar ainda melhor.

15

ACELERE A PERDA DE PESO

QUALQUER PESSOA DO PLANETA pode se beneficiar de uma alimentação à base de vegetais: se você está com um peso saudável, como eu estava quando mudei para a vida à base de vegetais, mesmo assim você aproveita os benefícios à saúde. Para as pessoas que precisam perder mais de 10 quilos, o programa de aceleração vai ajudar a perder peso e a corrigir os hábitos ruins.

Alimentar-se de vegetais é a melhor maneira de se livrar do peso e conservar-se assim. Antes de começar, gostaria que conhecesse algumas definições sobre peso. Ouvimos as palavras *sobrepeso* e *obeso* com frequência, então, vamos esclarecê-las.

De acordo com a Coordenadoria de Controle de Doenças norte-americana (CDC, na sigla em inglês), se alguém está com sobrepeso, apresenta peso demais em relação à altura, e esse peso vem da gordura, musculatura, ossos, água ou uma combinação disso. Se alguém está obeso, apresenta excesso de gordura corporal. Tanto o sobrepeso como a obesidade são decorrentes de comer em excesso. Se alguém está acima do peso ou obeso, é provável que há muito tempo venha consumindo mais calorias durante as refeições, e entre elas, do que é capaz de queimar com as atividades diárias.

Se você deseja perder peso, deve ingerir menos calorias e queimar mais calorias – provavelmente durante bastante tempo. Em um mundo que exige resultados imediatos, a ideia de que mudanças de fato levam um bom tempo pode parecer assustadora. Mas, se você deseja

A REVOLUÇÃO DE 22 DIAS

uma mudança de verdade e duradoura, eu lhe afirmo que isso *é possível* – desde que você se comprometa.

Esta aceleração funciona ensinando você a comer menos e encorajando-o a se comprometer mais com o condicionamento físico. É importante compreender que o peso ganho vem aos poucos, um quilo por vez, e é assim também que se perde peso: quilo por quilo. Quanto mais peso uma pessoa adquiriu ao longo de anos, mais tempo será preciso para eliminar esses quilos do corpo dela. Perda de peso extrema pressupõe compromisso! Quando uma pessoa tem que perder 15, 20 ou até 50 quilos, já se sabe de antemão que o percurso vai ser longo. É por isso que faço o convite para um comprometimento verdadeiro. Para levar isso adiante, é preciso que você adote o esforço exigido a fim de alcançar o objetivo pretendido, dando tudo de si no programa.

Quanto maior o esforço, maior o comprometimento, mais rápido você chega lá – e mais provável que continue.

Somos muito condicionados a atentar para a relação risco *versus* recompensa. Se arriscamos alguma coisa – por exemplo, decidimos fazer uma grande mudança na vida, que exige muita energia e consciência –, queremos saber se seremos recompensados. Portanto, se você decide perder 20 quilos, e passa uma semana ou duas comendo de uma maneira completamente diferente, quanto mais rápido eliminar peso, mais motivado se sentirá para continuar a mudança. E mais motivado para continuar comprometido.

Se você quer perder mais de 10 quilos, é preciso 100% de compromisso. Quando uma pessoa quer perder 2 ou 5 quilos, mesmo perdendo apenas 500 ou 900 gramas por semana, vai chegar lá mais rapidamente. Perder mais peso leva mais tempo e demanda mais esforço. Mas o desfecho é *fantástico*! Uma carga de energia e de segurança, vá por mim, vale a pena!

Por isso, o programa de aceleração demanda uma participação integral. Quero que você veja resultados para permanecer motivado. Não quero que se esforce durante duas semanas e, depois, se desiluda porque os resultados não são intensos o bastante.

Se deseja grandes resultados, comprometa-se para valer!

ACELERE A PERDA DE PESO

COMO ACELERAR

Acelere o seu cardápio

- **SUBSTITUIÇÃO DE REFEIÇÕES.** Se você quer se desafiar ainda mais, ou se quer perder mais de 10 quilos, substitua o jantar ou o café da manhã por uma vitamina algumas vezes por semana (veja as receitas das minhas combinações preferidas no Capítulo 18). Por que no jantar ou no café da manhã? Conforme a minha experiência, o almoço é a refeição que a maioria das pessoas leva a sério. No almoço, estamos, em geral, mais conscientes do que vamos comer e no melhor momento para adotar orientações saudáveis. Por outro lado, no jantar, as pessoas geralmente exageram, sendo mais indulgentes. E o café da manhã, a maioria pula, ficando em posição mais delicada na hora do almoço e do jantar.

  Como substituto de uma refeição, experimente acrescentar proteína vegetal em pó em algumas vitaminas ou consumir barrinha de proteínas, pois é fácil de ter à mão. Ambas contêm uma quantidade incrível de proteína em sabores deliciosos e agradáveis, oferecendo um reforço extra à sua perda de peso. Se vai acelerar, resolva se vai substituir o jantar ou o café da manhã e fique firme com o planejado!

  Para uma abordagem mais agressiva, ou se você quer perder mais de 20 quilos, reforce ainda mais a perda de peso substituindo o jantar por um suco verde, pelo menos quatro vezes por semana. Comece o dia com uma vitamina no café da manhã, um almoço de acordo com os cardápios, e, depois, prepare rapidinho o seu suco verde preferido para o jantar. Acrescente 30 a 45 minutos de exercícios cardiovasculares e você vai perceber resultados incríveis e perda de até 400 gramas por dia.

- **ALTERAÇÃO DE CARBOIDRATOS.** Como já deve saber a esta altura, o programa Revolução de 22 Dias inclui carboidratos e tem como objetivo uma divisão de 80-10-10 de carboidratos, proteínas e gorduras. Se o seu objetivo é perder uma quantidade significativa de peso, troque as refeições e coma as opções mais densas e com mais carboidratos no almoço em vez de no jantar.

A REVOLUÇÃO DE 22 DIAS

O seu corpo vai usar os próprios recursos (reserva de gordura!) na digestão e na recuperação durante a noite, em vez de usar o combustível à base de carboidratos que você normalmente consome no jantar.

- **JEJUM INTERMITENTE.** Quer perder mais de 20 quilos? Experimente o jejum intermitente.[1] Seja pulando refeições de vez em quando, ou dia sim, dia não, já praticamos esse tipo de jejum sem perceber. Chama-se "sono", daí a nossa primeira refeição ser também chamada de "des-jejum". O jejum intermitente simplesmente expande o período de jejum. Durante mais de oitenta anos, médicos e cientistas vêm explorando os benefícios de reduzir as calorias pulando refeições. Ou seja, não tenha medo de pular uma refeição de vez em quando se você quer um desafio maior e mais dos benefícios que a redução calórica pode oferecer. Consulte o seu médico antes de começar este programa ou qualquer outro programa de perda de peso.

Acelere o seu condicionamento físico

- **EXERCÍCIOS CARDIOVASCULARES.** A fim de aumentar a perda de peso, você deve aumentar a atividade física. Consulte o Capítulo 14 e entenda como obter o máximo de sua capacidade. Comprometa-se com exercícios cardiovasculares por 45 a 60 minutos, seis vezes por semana, mesmo que seja apenas uma caminhada moderada.

- **FAÇA UM PLANEJAMENTO E CUMPRA-O.** Uma das dificuldades mais comuns dos meus clientes em relação à atividade física é encontrar tempo em uma agenda ocupada para ir sempre à academia. Pessoalmente, acho mais interessante se exercitar pela manhã, pois basta acordar mais cedo para cumprir os propósitos, enquanto à tarde e à noite é fácil sair do trilho devido a uma vida

---

1 Mosley M. The fast way to lose weight, live healthily and fight ageing. Independent. 22 set. 2014 [acesso em 13 out. 2014]. Disponível em: http://www.independent.ie/life/health-wellbeing/health-features/the-fast-way-to-loseweight-live-healthily-and-fight-ageing-30605034.html.

ACELERE A PERDA DE PESO

ocupada e a uma agenda agitada. Se você quer ser consistente e tem tido dificuldade para encontrar tempo, é simples: acorde uma hora mais cedo.

- **A INTENSIDADE É IMPORTANTE.** A melhor maneira de ver resultados logo é fazer treinos rápidos e explosivos. Sabe-se que treinos curtos e intensos rendem os melhores resultados. Então, faça seus treinos com rapidez, com poucos intervalos e com exercícios que combinem grupos de músculos, como os sugeridos no Capítulo 14.

PARTE CINCO

REVOLUÇÃO NA VIDA

Receitas e motivação
para o Dia 23 em diante

16

DEPOIS DOS 22 DIAS

UMA VEZ QUE VOCÊ JÁ TENHA SE HABITUADO A CONSUMIR alimentos naturais, não vai mais precisar pensar na dieta. O esforço com este programa está mudando os seus hábitos de consumir sem consciência alimentos industrializados o dia inteiro para refeições conscientes à base de vegetais. Quando os vegetais se tornam um hábito, o caminho é fácil! Porque a natureza é sábia. A alimentação à base de vegetais é perfeita para nos sustentar. Quando você segue os cardápios diários deste programa, não precisa contar calorias nem macronutrientes, pois o equilíbrio certo já consta dos cardápios. O seu organismo vai se acostumar a saber como é comer os alimentos adequados.

Depois de completar este programa, você vai estar pronto para levar isso adiante, a outro nível – e ainda assim não vai ser preciso contar calorias nem macronutrientes. Uma vez que seus hábitos tenham se transformado, consumir uma variedade de frutas, legumes, verduras e grãos vai oferecer naturalmente o equilíbrio saudável de 80-10-10, e atentar para necessidades internas vai impedir que você coma demais na hora das refeições. Será inevitável uma perda de peso sustentável!

Você tem autonomia para personalizar os cardápios para que este programa funcione para você. Algumas pessoas se tornam consumidoras de vegetais para o resto da vida, pois querem continuar com os benefícios disso diariamente. Outras pessoas ajustam a alimentação, voltando a consumir peixe ou proteína magra. E outras usam este desafio como um reajuste sempre que querem se sentir muito bem!

PARA MELHORES RESULTADOS, ESCOLHAS MELHORES

Quantas pessoas você conhece que conseguem perder 5 quilos cinco vezes ao ano? Esse tipo de sanfona indica que há algo insustentável na abordagem que fazem. O objetivo não deve ser perder 5 quilos uma vez e depois outra – o objetivo deve ser criar hábitos que ajudem a pessoa a conseguir isso e permanecer assim. Você passou 22 dias comendo o melhor alimento que a terra tem para oferecer, e agora vai fazer uma escolha em relação ao amanhã.

Quer que esses resultados permaneçam? Ou quer que as coisas voltem a ser como eram?

Einstein afirmou, com sabedoria, que a definição de insanidade é fazer a mesma coisa sempre, esperando resultados diferentes. Por que os seus regimes anteriores não fizeram efeito? Por que o efeito sanfona persiste? Porque você faz sempre a mesma coisa. Entra e sai. É claro que não vai funcionar. Todo conjunto de atitudes tem resultado. A forma antiga funcionou? Se a resposta é não, você deve a si mesmo um caminho melhor.

Desta vez, experimente um caminho diferente. Adote os seus novos hábitos saudáveis e fique firme neste programa, com constância, e veja resultados sustentáveis. E, quando sentir aquela vontade ansiosa de tomar outro rumo, vai logo perceber, pois vai estar em sintonia com as necessidades de seu corpo, e dizer: "Aqui é o ponto em que costumava tomar o rumo errado, todas as vezes".

E aí vai continuar na sua raia, pois a saúde e a felicidade estão bem à sua frente.

17

VITAMINAS VITALIZANTES

AS VITAMINAS (OU SMOOTHIES) são ótimas no café da manhã e perfeitas para substituir refeições, se você quiser acelerar a perda de peso (mais detalhes no Capítulo 13) ou se quer uma alimentação à base de vegetais para conservar um peso saudável por muito tempo. Em todas as vitaminas, bata os ingredientes no liquidificador até obter uma mistura homogênea.

Banana e amendoim

2 medidas de proteína vegetal em pó (sabor baunilha ou chocolate)
2 xícaras de leite de amêndoa
1 banana congelada
2 tâmaras pequenas sem caroço
1 colher (sopa) de pasta de amendoim
1 colher (sopa) de chia

Vitamina do Popeye

um punhado de espinafre
1 banana congelada
1 colher (sopa) de pasta de amendoim
2 medidas de proteína vegetal em pó
2 xícaras de leite de amêndoa

A REVOLUÇÃO DE 22 DIAS

Agito

2 medidas de proteína vegetal em pó (sabor chocolate)
2 xícaras de leite de amêndoa
1 banana congelada

Recuperação e renovação

2 medidas de proteína vegetal em pó (sabor baunilha)
2 xícaras de água de coco
1 xícara de mirtilos congelados
▲ 1 colher (sopa) de óleo de linhaça

Máquina verde

2 medidas de proteína vegetal em pó (sabor baunilha)
um punhado de couve
um punhado de espinafre
1 banana congelada
3 tâmaras sem caroço
2 xícaras de leite de amêndoa

Sonho de chocolate

2 medidas de proteína vegetal em pó (sabor chocolate)
2 xícaras de leite de amêndoa (sabor chocolate)
1 colher (sopa) de pasta de amendoim ou creme de avelãs vegano
1 xícara de gelo

VITAMINAS VITALIZANTES

Consciência verde

2 medidas de proteína vegetal em pó (sabor baunilha)

2 xícaras de leite de amêndoa

um punhado de espinafre

1 banana congelada

1 colher (sopa) de pasta de amendoim

Poder tropical

2 medidas de proteína vegetal em pó (sabor baunilha)

2 xícaras de leite de amêndoa

½ xícara de manga congelada

½ xícara de pêssego congelado

S'mores

2 medidas de proteína vegetal em pó (sabor chocolate)

2 xícaras de leite de amêndoa

6 bolachas crackers veganas ou ½ xícara de granola caseira (ver página 179)

1 banana congelada

Picolé de laranja

2 medidas de proteína vegetal em pó (sabor baunilha)

2 xícaras de leite de amêndoa

½ laranja sem casca e sem sementes congelada

1 banana congelada

Imaginação e criação

2 medidas de proteína vegetal em pó (sabor baunilha ou chocolate)
2 xícaras do leite vegetal de sua preferência (ou água e água de coco)
2 xícaras de verduras
2 xícaras de fruta congelada

18

MAIS REFEIÇÕES DA REVOLUÇÃO

Depois da Revolução de 22 Dias, como você já está habituado a ter em casa um estoque de frutas e hortaliças frescas, já tendo experimentado a satisfação de se alimentar à base de vegetais, você vai querer continuar. Portanto, reunimos uma coletânea de receitas caseiras para inspirarem você na cozinha – do substancioso mingau de aveia ao leite de amêndoa caseiro; de recheios para sanduíches a noodles tailandeses...

Café da manhã, almoço, jantar e lanchinhos: alimentar-se de frutas, legumes, verduras e grãos é tão gostoso quanto o bem-estar que oferece. Estas receitas são algumas das minhas preferidas. Do livro de receitas da família para o seu.

A REVOLUÇÃO DE 22 DIAS

CAFÉ DA MANHÃ

Mingau de aveia com maçã e canela

Rendimento: 1 porção

⅔ de xícara de leite de amêndoa

⅓ de xícara de água

1 colher (sopa) de pasta de amendoim

▲ 4 amêndoas picadas

½ xícara de aveia

½ maçã fuji pequena sem casca picada

1 colher (chá) de linhaça moída

uma pitada de canela em pó

1. Em uma tigela, misture o leite de amêndoa, a água, a pasta de amendoim, as amêndoas picadas e a aveia e leve ao fogo médio a baixo. Cozinhe, mexendo sempre.
2. Quando o mingau começar a engrossar, acrescente a maçã picada e mexa algumas vezes.
3. Retire do fogo.
4. Complete com a linhaça moída e uma pitada de canela e sirva.

MAIS REFEIÇÕES DA REVOLUÇÃO

Muesli

Rendimento: 8 porções

3⅔ xícaras de aveia em flocos sem glúten

½ xícara de cranberries secos

⅓ de xícara de uvas-passas brancas

⅓ de xícara de sementes de girassol

▲ ⅓ de xícara de sementes de abóbora

▲ ⅓ de xícara de amêndoas fatiadas

¼ de xícara de nozes picadas

▲ ¼ de xícara de castanha de caju picada

½ colher (chá) de canela em pó

1. Preaqueça o forno a 170 °C.
2. Disponha a aveia em uma assadeira e leve ao forno por 5 minutos ou até dourar.
3. Retire do forno e deixe esfriar completamente.
4. Transfira para uma tigela grande, misture os demais ingredientes e guarde-os em recipiente hermeticamente fechado até a hora de comer.
5. Pode ser servido com um leite de castanhas de sua preferência ou com frutas frescas e linhaça moída por cima.

CAFÉ DA MANHÃ

A REVOLUÇÃO DE 22 DIAS

CAFÉ DA MANHÃ

Leite de amêndoa

Rendimento: 1 litro

Em minha casa, usamos o leite de amêndoa em montes de receitas, inclusive em nosso mingau de aveia no café da manhã. Depois de experimentar todos os industrializados disponíveis, resolvi eu mesmo preparar esse leite. E acabei adorando todo o processo! Menos desperdício, nenhum aditivo desnecessário, menos açúcar, melhor para o bem do planeta e... sobretudo... melhor para as crianças. Elas adoram!

Você vai precisar de:

liquidificador
pano de algodão fino, gaze ou voil
tigela grande

▲ 2 xícaras de amêndoas cruas
6 xícaras de água
2 tâmaras sem caroço ou 2 colheres (sopa) de xarope de bordo ou de agave
1 fava de baunilha picada ou 1 colher (chá) de essência de baunilha
uma pitada de sal marinho para realçar o sabor

1. Coloque as amêndoas em uma tigela, cubra com água e deixe de molho por 8 a 12 horas.
2. Escorra as amêndoas e transfira para o copo do liquidificador. Bata com a água e os demais ingredientes na velocidade mais alta por 1 minuto ou 1 minuto e meio, geralmente, até obter uma mistura homogênea.
3. Despeje a mistura no pano colocado em cima da tigela. Esprema o pano com delicadeza até que todo o leite escorra.
4. Despeje em garrafas de vidro e conserve na geladeira por 5 dias, no máximo. Agite antes de usar pois em repouso a água se separa. Não tenha medo de ir experimentando até encontrar o ponto certo da sua receita!

MAIS REFEIÇÕES DA REVOLUÇÃO

Melhor que salada de atum

Rendimento: 6 porções

▲ 1 xícara de amêndoas cruas

2 talos de salsão

1 dente de alho picadinho

2 colheres (sopa) de maionese vegana

1 colher (sopa) de suco de limão-siciliano fresco

1 colher (chá) de mostarda

uma pitada de sal marinho

uma pitada de pimenta-do-reino moída

1. De véspera, deixe as amêndoas de molho em uma tigela com água.
2. Escorra e lave as amêndoas. Bata no liquidificador ou processador até ficaram bem picadinhas.
3. Em uma tigela, misture as amêndoas e os demais ingredientes até obter uma mistura homogênea.
4. Despeje essa mistura em uma cama de verduras (espinafre, couve, alface). Bom apetite!
5. Também pode ser aproveitada num wrap de alface ou no pão vegano, com tomates e abacate.

A REVOLUÇÃO DE 22 DIAS

Tigela do Buda

Rendimento: 2 a 3 porções

1 brócolis

1 couve-flor

2 folhas de couve

1 xícara de arroz integral cozido ou quinoa cozida

1½ xícara de grão-de-bico cozido (ou a leguminosa de sua preferência)

1 tomate picado

2 colheres (sopa) de tahine

suco de 1 limão-siciliano

1 colher (chá) de levedura nutricional

sal e pimenta-do-reino moída a gosto

1. Cozinhe o brócolis, a couve-flor e a couve no vapor até ficarem macios, mas ligeiramente crocantes.
2. Transfira os legumes cozidos para uma tigela e acrescente o arroz cozido (ou quinoa). Junte o grão-de-bico e o tomate.
3. Em uma tigelinha, misture o tahine com o suco de limão e a levedura e tempere com sal e pimenta. Regue os legumes e o arroz com esse molho.

Pad thai vegetariano

Rendimento: 2 porções

1 abobrinha média cortada em espirais ou fitas
2 cenouras grandes cortadas em tirinhas
1 pimentão vermelho picadinho
3 cebolinhas verdes picadinhas
1 brócolis cozido no vapor
1 xícara de broto de feijão

Para o molho
1 dente de alho picado
¼ de xícara de pasta de amendoim
suco de 1 limão-taiti
2 colheres (sopa) de molho de soja sem glúten (tamari)
2 colheres (sopa) de xarope de bordo
1 colher (sopa) de gengibre ralado
2 colheres (sopa) de água
½ colher (sopa) de óleo de gergelim tostado

1 colher (sopa) de gergelim preto
1 colher (sopa) de gergelim branco

1. Coloque todos os legumes já preparados em uma tigela e misture.
2. Bata os ingredientes do molho, menos o gergelim, em um liquidificador ou à mão.
3. Tempere os legumes com o molho. Salpique os dois tipos de gergelim e sirva.

Abobrinha refogada com pignoli e manjericão

Rendimento: 2 a 3 porções

3 abobrinhas grandes picadas

3 colheres (sopa) de pignoli

1½ colher (sopa) de azeite de oliva

4 folhas de manjericão fresco

2 dentes de alho picadinhos

1 colher (sopa) de alcaparra

1 colher (sopa) de vinagre balsâmico

sal e pimenta-do-reino moída a gosto

1. Em uma frigideira ou panela grande, aqueça 1 colher (sopa) de azeite de oliva em fogo médio. Acrescente a abobrinha e refogue até dourar (talvez tenha que fazer isso em duas vezes).

2. Em uma tigela grande, misture todos os outros ingredientes exceto 1 folha de manjericão, para decorar.

3. Quando a abobrinha estiver dourada, tempere-a com a mistura preparada e coloque-a de novo na panela. Misture bem por 1 minuto mais ou menos e transfira para uma travessa.

4. Decore com o manjericão picado. Tempere com sal e pimenta a gosto.

Grão-de-bico assado com verduras

Rendimento: 2 porções

2 xícaras de grão-de-bico cozido

2 colheres (chá) de molho de soja sem glúten (tamari)

1 colher (sopa) de vinagre balsâmico

½ colher (chá) de orégano desidratado

½ colher (chá) de alecrim picado

½ colher (chá) de xarope de bordo ou de agave

3 xícaras das verduras de sua preferência picadas

½ avocado ou ¼ de abacate cortado em cubinhos

1 tomate picado

1. Preaqueça o forno a 190 °C.
2. Em uma tigela, coloque o grão-de-bico e junte o molho de soja, o vinagre balsâmico, as ervas e o xarope de bordo. Misture bem para envolver todos os grãos no tempero.
3. Transfira para uma assadeira forrada com papel-manteiga e leve ao forno por 20 minutos, remexendo de vez em quando para não queimar.
4. Retire do forno quando o grão-de-bico estiver dourado e quase seco.
5. Sirva em cama de verduras e cubra com o abacate e o tomate.

A REVOLUÇÃO DE 22 DIAS

ALMOÇO E JANTAR

Batata e couve-flor ao curry

Rendimento: 6 porções

2 colheres (sopa) de óleo de coco

1 cebola picada

1 colher (chá) de alho picadinho

½ colher (chá) de coentro desidratado

½ colher (chá) de cúrcuma em pó

1 colher (sopa) de cominho em pó

¼ de colher (chá) de gengibre em pó

¼ de colher (chá) de canela em pó

¼ de colher (chá) de pimenta-de-caiena ou a gosto

¼ de colher (chá) de sal marinho

2 batatas médias cortadas em cubinhos

1 couve-flor cortada em floretes

2 tomates picados

1. Em uma frigideira média, aqueça o óleo em fogo médio.
2. Acrescente a cebola, o alho, o coentro, a cúrcuma, o cominho, o gengibre, a canela, a pimenta-caiena, o sal.
3. Cozinhe por 1 minuto, até a cebola dourar.
4. Junte a batata, tampe a panela e cozinhe por mais 7 a 10 minutos.
5. Acrescente a couve-flor, abaixe o fogo e tampe a panela. Cozinhe por mais 10 minutos, mexendo de vez em quando, até a couve-flor e a batata ficarem macias.
6. Junte o tomate picado quando estiver pronto para servir.

MAIS REFEIÇÕES DA REVOLUÇÃO

Mexido de nozes em taça de abacate

Rendimento: 4 porções

Para o mexido de nozes

2 xícaras de nozes

1½ colher (sopa) de cominho em pó

1 colher (sopa) de coentro fresco

2 colheres (sopa) de vinagre balsâmico

1 colher (sopa) de molho de soja sem glúten (tamari)

uma pitada de páprica doce

uma pitada de alho em pó

uma pitada de pimenta-do-reino moída

Para decorar

2 abacates pequenos cortados ao meio com a casca sem caroço

1 caixinha (400 g) de tomates-cerejas picados

suco de 1 limão-taiti

½ colher (sopa) de salsinha desidratada

uma pitada de pimenta-do-reino moída

uma pitada de sal marinho

1. Junte todos os ingredientes do mexido no liquidificador. Com a tecla pulsar, bata até misturarem mas continuarem com pedacinhos, sem virar creme.
2. Espalhe esse mexido de nozes na metade de abacate (a quantidade é suficiente para 4 porções).
3. Coloque em cima os tomates.
4. Regue com o suco de limão, tempere com sal e pimenta a gosto e decore com a salsinha.

ALMOÇO E JANTAR

Salada de quinoa e feijão

Rendimento: 3 a 4 porções

▲ 1 xícara de quinoa

2 xícaras de água

1 xícara de feijão-carioca cozido

1 cebola pequena picadinha

1 cenoura cortada em tirinhas

suco de 2 limões-sicilianos

2 colheres (sopa) de azeite de oliva extra virgem

1 colher (chá) de cominho em pó

1 colher (chá) de coentro picado

½ colher (chá) de sal marinho

uma pitada de pimenta-do-reino moída

1. Em uma peneira fina, lave a quinoa, escorra e coloque numa panela média.
2. Acrescente a água e uma pitada de sal. Leve à fervura, depois abaixe o fogo e cozinhe até a água ser absorvida e a quinoa ficar soltinha, por 15 a 20 minutos, aproximadamente. Deixe esfriar.
3. Em uma tigela, misture a quinoa, o feijão cozido, a cebola e as cenouras.
4. Em outra tigela, misture o suco de limão, o azeite, o cominho, o coentro, o sal e a pimenta-do-reino.
5. Regue a mistura de quinoa com esse tempero e sirva.

MAIS REFEIÇÕES DA REVOLUÇÃO

Rolinhos de grão-de-bico

Rendimento: 2 a 4 porções

¼ de xícara de salsão picado
4 colheres (chá) de tahine
suco de 2 limões-sicilianos
1 colher (sopa) de salsinha desidratada
½ colher (sopa) de cominho em pó
1 colher (chá) de molho de soja sem glúten (tamari)
sal marinho e pimenta-do-reino moída a gosto
1 pé de alface lisa
1 xícara de grão-de-bico cozido ligeiramente amassado

1. Em uma tigela, misture bem todos os ingredientes – exceto o grão-de--bico e a alface.
2. Junte o grão-de-bico e tempere bem.
3. Disponha colheradas da mistura de grão-de-bico em cima de folhas de alface e faça um rolinho.

Homus caseiro

Rendimento: 2 xícaras

Quando vamos a festas, levamos uma travessa de homus e legumes conosco. Acredite: ela acaba antes das batatinhas fritas! Acho que ninguém percebe que o salsão fresco e crocante que saboreia pode ser usado para tratar reumatismo, sendo bom para relaxar e para o sono; apresenta muita fibra, que ajuda a regular e controlar os gazes intestinais. Os elementos químicos do salsão podem reduzir os sintomas de artrite, baixar a pressão arterial e o açúcar do sangue além de ajudar a relaxar os músculos. E o pepino oferece inúmeros benefícios a cada mordida. Eis aqui um fantástico prato para festas![1]

1¾ xícara de grão-de-bico cozido ou 1 xícara de grão-de-bico cru (veja abaixo as orientações para cozinhar)
¼ de xícara da água do cozimento do grão-de-bico (se estiver usando grão-de--bico em lata, lave e escorra, reservando ¼ de xícara do líquido)
4 colheres (sopa) de suco de limão-siciliano
1 colher (sopa) de tahine
¼ de colher (chá) de sal marinho, ou a gosto
uma pitada de páprica

Para acompanhar
4 talos de salsão cortados em tiras
um punhado de cenouras baby
1 pepino grande cortado em tiras

Preparo do grão-de-bico
1. De véspera, deixe 1 xícara de grão-de-bico cru de molho em 4 xícaras de água, para diminuir o tempo de cozimento. Ou use um modo mais rápido: cubra o grão-de-bico com água, leve à fervura por 2 minutos, depois retire do fogo e deixe de molho por 1 a 2 horas.
2. Escorra e transfira para uma panela. Cubra com 3 xícaras de água fresca e leve ao fogo alto. Quando ferver, abaixe o fogo, tampe a panela e

---

1 http://www.webmd.com/vitamins-supplements/ingredientmono-882-CELERY.aspx?act iveIngr edientId=882&activeIngredientName=CELERY. [acesso em 24 jul. 2014].

MAIS REFEIÇÕES DA REVOLUÇÃO

cozinhe lentamente, retirando a espuma de vez em quando (1h, aproximadamente, para grão-de-bico que ficou em molho rápido). Quando o grão-de-bico estiver macio está pronto. Se preferir, cozinhe em panela de pressão por 30 minutos contados depois que a panela começar a chiar. Desligue o fogo, espere sair a pressão e a panela esfriar antes de continuar a receita.

3. Enxágue, escorra e deixe esfriar. Rende cerca de 2 xícaras de grão-de-bico cozido. Depois de frio, guarde a sobra na geladeira por alguns dias ou no congelador por 6 meses.

Preparo do homus

1. Junte todos os ingredientes no liquidificador, exceto a água do grão-de-bico.
2. Bata até obter uma mistura homogênea, acrescentando 1 colher (sopa) da água do grão-de-bico por vez, se necessário, até obter a consistência desejada.
3. Despeje o homus em uma tigela e salpique a páprica.
4. Arrume os legumes em uma travessa e sirva junto com a tigelinha de homus.

A REVOLUÇÃO DE 22 DIAS

PÃES E SOBREMESAS

Pão de cenoura com cobertura da Marilyn

Rendimento: 1 pão (12 fatias)

Adoro cozinhar e preparar alimentos frescos para a minha família e amigos, mas gosto mais ainda quando Marilyn, a minha mulher, e os meus filhos se juntam a mim. Marilyn fica fascinada observando, pois nasceu com o dom de transformar qualquer comida em algo incrível e delicioso e, claro, saudável, cuja receita todo mundo sempre quer.

Para a massa

¾ de xícara de leite de amêndoa com baunilha

½ xícara de xarope de bordo ou de agave e mais 1 colher (sopa), ou a gosto

1 colher (sopa) de óleo de coco aquecido ou óleo de canola (opcional)

2 colheres (sopa) de purê de maçã

1 colher (chá) de essência de baunilha

½ colher (chá) de vinagre de maçã

½ xícara de farinha de arroz integral

½ xícara de farinha de aveia sem glúten

¼ de xícara de farinha de tapioca fina

¼ de xícara de araruta

½ xícara de farinha de amêndoa

1 colher (sopa) de linhaça moída

1 colher (sopa) de chia moída

2 colheres (chá) de fermento químico em pó

1 colher (chá) de bicarbonato de sódio

1 colher (chá) de canela em pó

uma pitada de sal marinho

1 xícara de cenoura raladinha

¼ de xícara de nozes picadas (opcional)

MAIS REFEIÇÕES DA REVOLUÇÃO

Para a cobertura

▲ 1 xícara de castanha de caju crua ou macadâmia crua, de molho, escorridas
e lavadas

1 colher (chá) de suco de limão-siciliano

2 colheres (sopa) de xarope de bordo ou de agave, ou mais, se preferir mais
doce

¼ de xícara de leite de amêndoa com baunilha

Preparo da cobertura

1. No liquidificador ou processador, bata todos os ingredientes até obter
   uma mistura homogênea. Acrescente água, se necessário, e leve à geladeira até a hora de usar.

Preparo do pão

1. Preaqueça o forno a 160 °C e unte ligeiramente uma fôrma de pão pequena (20 cm x 10 cm, aproximadamente) ou uma fôrma redonda de
   bolo (de 20 cm). Forre com papel-manteiga.

2. Em uma tigela, misture o leite de amêndoa, o xarope de bordo, o óleo,
   o purê de maçã, a essência de baunilha, o vinagre de maçã. Reserve, enquanto prepara os ingredientes secos. Se acrescentar o óleo de coco, certifique-se de deixar os ingredientes líquidos em temperatura ambiente
   para que o óleo não se solidifique.

3. Em outra tigela, misture as farinhas, a araruta, a farinha de amêndoa, a
   linhaça, a chia, o fermento, o bicarbonato, a canela e o sal.

4. Despeje os ingredientes líquidos nos secos e misture bem. Junte a cenoura ralada e as nozes (ou outra castanha de sua escolha).

5. Despeja a massa na fôrma de pão preparada e leve ao forno por 50 minutos, aproximadamente, ou até que uma faca saia seca ao ser enfiada
   no centro. Retire a fôrma do forno e deixe esfriar completamente (pelo
   menos 1 hora) antes de desenformar num prato. Depois fatie e sirva
   com a cobertura.

6. Se você assar na fôrma de bolo, leva 40 a 45 minutos. Retire do forno
   e deixe esfriar completamente antes de transferir para uma travessa.
   Em seguida, espalhe a cobertura, fatie e bom apetite! (Para fazer um
   bolo recheado, simplesmente dobre a receita e divida a massa em duas
   fôrmas de bolo.)

A REVOLUÇÃO DE 22 DIAS

7. Se sobrar alguma coisa (o que não costuma acontecer em minha casa), conserve em recipiente hermeticamente fechado, em temperatura ambiente, por poucos dias; na geladeira por 1 semana, no máximo; e no congelador por poucos meses. Embrulhe as fatias separadamente em filme de PVC ou em papel-manteiga antes de guardar em sacos plásticos.

8. Delicie-se com uma fatia ou duas no café da manhã ou quando quiser beliscar alguma coisa. Este pão de cenoura é simples, saudável, nutritivo e delicioso! Para ficar mais leve, não use as nozes e faça a cobertura apenas em ocasiões especiais. Você também pode inventar variações. Eu já fiz bolinhos com esta massa, em vez de pão ou bolo. E também dá para substituir a cenoura por abobrinha. Seja criativo!

MAIS REFEIÇÕES DA REVOLUÇÃO

Substancioso pão multigrãos da Marilyn

Rendimento: 1 pão (14 fatias)

Como é possível um pão ser tão bom e sem glúten? Porque existe uma riqueza de farinhas que são fantásticas se combinadas em porções adequadas. Aqui, usamos a mistura especial da Marilyn: farinha de quinoa, farinha de arroz integral, farinha de aveia sem glúten e algumas outras... experimente e veja a diferença!

1 xícara de água morna
2½ colheres (chá) de fermento biológico seco
2 colheres (chá) de açúcar mascavo
1 xícara de leite de amêndoa sem açúcar morno
1 colher (sopa) de óleo de canola ou de açafrão
2 colheres (chá) de vinagre de maçã
▲ 1 xícara de farinha de quinoa
½ xícara de farinha de arroz integral
½ xícara de farinha de aveia sem glúten
½ xícara de araruta
½ xícara de farinha ou goma de tapioca
2 colheres (sopa) de farinha de amêndoa
4 colheres (sopa) de chia moída
1 colher (chá) de farinha de linhaça
1 colher (chá) de fermento químico em pó
½ colher (chá) de bicarbonato de sódio
½ colher (chá) de sal
▲ 2 colheres (sopa) de sementes de abóbora (opcional)
2 colheres (sopa) de sementes de girassol (opcional)

1. Em uma tigela, misture a água quente, o fermento biológico e o açúcar, e deixe agir por 5 a 10 minutos. Depois, acrescente o leite de amêndoa, o óleo e o vinagre de maçã. Reserve.
2. Em outra tigela, coloque todos os ingredientes secos e misture bem.
3. Junte os ingredientes secos e líquidos, misturando bem. Acrescente com cuidado as sementes de abóbora e girassol e outras sementes e/ou castanhas de sua preferência.

301

A REVOLUÇÃO DE 22 DIAS

4. Despeje a massa em uma fôrma de pão (20 cm x 10 cm, aproximadamente) forrada com papel-manteiga, espalhando bem e alisando a massa com a ajuda de uma colher. Você também pode salpicar aveia ou outras sementes em cima da massa.

5. Cubra a fôrma com um pano de prato ou filme de PVC e deixe descansar por 45 minutos, aproximadamente, para que a massa cresça. Depois de 30 minutos, verifique a massa e retire o pano para que ela cresça mais.

6. Preaqueça o forno a 160 °C.

7. Leve o pão ao forno por 50 minutos, aproximadamente.

8. Retire do forno e deixe esfriar antes de tirar o pão da fôrma. Deixe esfriar completamente antes de fatiar.

9. Conserve a sobra em recipiente hermeticamente fechado em temperatura ambiente por alguns dias; na geladeira por 1 semana ou no congelador por 4 a 6 meses no máximo. Embrulhe as fatias separadamente em filme de PVC ou em papel-manteiga antes de guardar em sacos plásticos.

10. Este pão substancioso pode ser apreciado a qualquer hora do dia! No café da manhã, torrado, com manteiga de amêndoa ou simplesmente acompanhado de frutas e de um suco fresco. Ou em sanduíche com ingredientes de sua preferência, como abacate, homus ou berinjela assada; ou ainda como um hambúrguer vegetariano, com tomate e alface. Bom apetite!

MAIS REFEIÇÕES DA REVOLUÇÃO

Minimuffins de chocolate da Marilyn

Rendimento: 12 unidades

As crianças adoram, e eu adoro ver que elas podem se deliciar com um doce e mesmo assim reforçar a saúde. Esses bolinhos dão um ótimo lanche para você e para seus pequenos.

1 xícara de aveia sem glúten

½ xícara de farinha de amêndoa

½ xícara de farinha de painço (ou mais farinha de amêndoa)

4 colheres (sopa) de linhaça ou chia moída

½ colher (chá) de bicarbonato de sódio

uma pitada de canela em pó

½ xícara de leite de amêndoa com baunilha morno

5 colheres (sopa) de xarope de bordo ou de agave

3 colheres (sopa) de purê de maçã

1 colher (sopa) de óleo de coco morno ou óleo de canola

2 colheres (chá) de vinagre de maçã

1 colher (chá) de essência de baunilha

¼ de xícara de gotas de chocolate vegano

1. Preaqueça o forno a 160 °C e unte ligeiramente uma fôrma para muffins (de 12 cavidades) ou forre com forminhas próprias.

2. Em uma tigela, misture todos os ingredientes secos.

3. Em outra tigela, misture todos os ingredientes líquidos. Ao acrescentar o óleo de coco, certifique-se de ter tudo em temperatura ambiente para que o óleo não se solidifique.

4. Misture os ingredientes secos com os líquidos ate obter uma consistência homogênea. Depois, junte as gotas de chocolate.

5. Despeje a massa generosamente nas 12 forminhas de muffin e espalhe mais pedacinhos de chocolate por cima (opcional).

6. Leve ao forno por 30 minutos, aproximadamente, ou até enfiar uma faca no meio da massa e ela sair limpa. Retire do forno e deixe esfriar. Em seguida, tire os bolinhos das fôrmas e deixe esfriar completamente.

A REVOLUÇÃO DE 22 DIAS

7. Conserve em recipiente hermeticamente fechado ou em embalagem plástica em temperatura ambiente, por poucos dias; guarde na geladeira por 1 semana ou no congelador por alguns meses.
8. Opção para brownie: acrescente 2 colheres (sopa) de cacau em pó aos ingredientes secos mais 2 colheres (sopa) de xarope de bordo aos ingredientes líquidos.
9. Delicie-se com esse bolinho saudável e nutritivo no café da manhã ou lanche.

CONCLUSÃO
COMECE HOJE A SUA REVOLUÇÃO!

MUDAR É POSSÍVEL. MUDAR É CONTÍNUO.

A mudança tem que começar em algum momento – e espero que a leitura deste livro inspire você a começar aqui, agora, hoje! Pois é possível se reinventar, melhorar a qualidade de sua vida e se sentir incrível todo santo dia.

Já vi isso inúmeras vezes. Não importa quem você seja, de que tipo seja a sua saúde ou os seus hábitos, se deseja mudar, consegue.

Basta decidir que vai fazer isto e saber que consegue. O que é "isto"? É alimentar-se de vegetais. Se você leu até aqui, já leu a ciência. Já leu as histórias bem-sucedidas. Já viu as receitas e – tomara! – tenha se encantado.

Agora, quero que passe da vontade à atitude. Do sonho à conquista. De imaginar como seria conseguir ao início do processo de êxito.

Escrevi este livro porque sei por experiência própria que se alimentar à base de vegetais vai revolucionar a sua experiência neste mundo, deixando tudo mais alegre, mais significativo e mais essencial. Experimente, então! Experimente uma refeição, um dia... outro dia... outro dia. Encare os 22 dias inteiros. Veja como é conseguir.

Dê a si mesmo esta oportunidade – a oportunidade que você merece.

APÊNDICE
PRINCIPAIS VITAMINAS

VITAMINA A: A vitamina A nos oferece olhos, dentes, ossos e pele saudáveis. Podemos encontrá-la nas verduras de folhas verde-escuras, batata doce, cenoura, pimentão vermelho, melão-cantalupo e frutas de cor laranja forte.

VITAMINA B$_2$: A vitamina B$_2$, também conhecida como riboflavina, é necessária para o metabolismo, visão e saúde da pele. É encontrada nas verduras de folhas verdes e nos cereais integrais.

VITAMINA B$_{12}$: A vitamina B$_{12}$ é necessária para a renovação celular e é também importante para as funções nervosas. Não costuma ser encontrada na alimentação à base de plantas.

VITAMINA C: A vitamina C (ácido ascórbico) é necessária para cicatrizar ferimentos, dentes e gengivas saudáveis, metabolismo proteico, imunidade e absorção de ferro. Devemos procurá-la na couve-de-bruxelas, repolho, batatas, couve-flor, pimentões, frutas cítricas, kiwi, mangas e morangos.

VITAMINA D: A vitamina D é importante para os ossos e dentes saudáveis. Com 15 minutos de sol diariamente, o nosso corpo produz vitamina D! Comer cogumelos também ajuda a obter a vitamina D. Lembremos que o corpo precisa da vitamina D para absorver cálcio. Se houver qualquer dúvida em relação à vitamina D, é preciso consultar um médico sobre algum suplemento vegetal.

VITAMINA E: A vitamina E auxilia a formação de células vermelhas do sangue. Devemos consumir muitas folhas verdes, cereais integrais, abacate, brócolis, aspargos, mamão papaia, sementes e oleaginosas.

Vitamina K: A vitamina K é importante para a coagulação sanguínea, e ajuda o corpo a usar o cálcio para fortalecer os ossos. Pode ser encontrada no repolho, na couve-flor e em todas as hortaliças verdes.

Ácido fólico: O ácido fólico é necessário para a produção de DNA, e é importante principalmente para as mulheres grávidas. Devemos consumir muito aspargo, brócolis, beterrabas, lentilhas e laranjas.

Ácido pantotênico: O ácido pantotênico nos auxilia a metabolizar os alimentos que consumimos, inclusive as fontes de ácido pantotênico: abacate, brócolis, leguminosas, lentilhas, cogumelos.

Biotina: A biotina, também conhecida como vitamina H, é necessária para que o corpo metabolize macronutrientes que nos oferecem energia. É também útil para fortalecer cabelos e unhas. Pode ser encontrada no chocolate, grãos, leguminosas e oleaginosas.[1]

Niacina: A niacina (vitamina B_3) auxilia a saúde da pele e dos nervos. É encontrada nas folhas verdes, abacate, leguminosas, oleaginosas e batatas.

Piridoxina: A piridoxina (vitamina B_6) conserva as funções cerebrais, portanto, para continuar pensando com lucidez, devemos consumir bananas, leguminosas, oleaginosas e cereais integrais.

Tiamina: A tiamina (vitamina B_1) auxilia o organismo a transformar os carboidratos em energia útil. É encontrada em leguminosas, oleaginosas, sementes e ervilhas.

---

1 http://umshoreregional.org/health/medical/altmed/supplement/vitamin-h-biotin. [acesso em 18 ago. 2014].

AGRADECIMENTOS

"Que dia lindo. Nunca tinha visto este dia antes."
—*Maya Angelou*

Estou cheio de gratidão! Há pessoas sem as quais eu não seria eu mesmo. Por isso, sou eternamente grato e gostaria de fazer um agradecimento especial. A minha mãe, por me ensinar a importância de trabalhar duro e perseverar. Meu irmão, Alfredo, pela capacidade de manifestar seus sonhos. Minha irmã, Jennifer, pelo seu amor, gentileza, positividade e dedicação. Minha avó Mima, por me mostrar que é possível ser engraçado, corajoso, gentil e aventureiro antes do meio-dia, e meu tio Paul, por acender a chama que estimulou os meus sonhos.

Um agradecimento muito especial a Jay e Bebe, pela amizade incomparável, pelo carinho e confiança em tudo o que fazemos. Obrigado!

Este projeto foi fruto de colaborações que me comovem e às quais sou agradecido.

Um obrigado de coração ao maravilhoso amigo e editor Raymond Garcia, por acreditar e confiar em minha capacidade e por experimentar o Desafio de 22 Dias antes mesmo de ele ser projeto de livro (ele perdeu 29 quilos em consequência disso).

Agradecimentos muito especiais a Sandra Bark, pela mente curiosa e incrível e por me ajudar a colocar as ideias em palavras. Obrigado! Um obrigado de coração a Jen Schuster, por sempre sorrir enquanto pontuava, cortava e exigia (e, acima de tudo, por retirar muitas exclamações excessivas).

Obrigado a Arlene, Ben, Nicole e Sydney pelo lindo design e gentileza. Um agradecimento especial ao meu bom amigo Marc Leffin, pela amizade, confiança e provocações. E um agradecimento especial também ao grupo da 22 Days Nutrition, pelo trabalho sério, pela dedicação e por acreditar que fazemos diferença.

Grande consideração pelos médicos muito habilidosos, que estimulam o melhor de mim e cujo trabalho brilhante fortalece milhares de pessoas mundo afora a desejar o melhor do bem-estar: dr. Dean Ornish, dr. Neal Barnard, dr. Caldwell Esselstyn e dr. Colin Campbell.

Por fim, um agradecimento profundo aos meus melhores amigos: Marilyn, Marco Jr., Mateo e Maximo, por preencherem a minha vida de amor e pela boa vontade em me acompanhar neste caminho. Amo vocês do fundo do meu coração!

ÍNDICE REMISSIVO

80-10-10, proporção, 38, 41, 83, 93, 271
80% de satisfação, 29, 38, 207

abacate
    Bruschetta de, 235
    Mexido de nozes em taça de, 293
    e tomate, Sopa de lentilha com,
       150-51, 214-15
    e homus, Tartine de tomate, 218
    Salada de alcachofra, tomate e,
       147-48, 220
    Salada de tomate e, 180-81
    Salada de yacon e, 168-69
abobrinha
    cenoura e pepino, Salada crua de,
       155-56, 240
    refogada com pignoli e manjericão,
       290
acelga, 114
acne, 40, 65, 68
ácido fólico, 75, 114, 115, 308
ácido pantotênico, 308
ácidos graxos, 98-99
ácidos graxos ômega-3 e ômega-6, 44, 53,
    99, 111
açúcar, 27, 28, 57, 76, 86, 109-10
adoçantes artificiais, 120
agachamentos, 259
    búlgaro (split squat), 258
    invertido, 261
Agito, vitamina, 280

Agricultura, departamento de, 74
água
    atividade física e, 39
    consumo de, 40, 129
    controle do consumo, 40
    quantidade de, 40
ALA, 99
alcalinização, 106
alimento orgânico, 123-24, 126
alimentos enlatados, 127
alimentos industrializados (*junk food*),
    27-29, 37, 41, 42, 49, 57, 62, 69, 70,
    73, 94
alimentos integrais, 42
alimentos poderosos, 104-13, 140
almoço, cardápios
    Dia 1 (Salada de quinoa com
       lentilha), 142-43
    Dia 2 (Feijão à moda espanhola
       com batata-doce), 146-47
    Dia 3 (Sopa de lentilha com
       abacate e tomate), 150-51
    Dia 4 (Pizza de massa fina),
       154-55
    Dia 5 (Sushi vegano), 158-59
    Dia 6 (Curry de legumes),
       163-64
    Dia 7 (Sanduíche de grão-de-
       -bico), 167-68
    Dia 8 (Linguine sem glúten
       com tomate e manjericão), 175-76

A REVOLUÇÃO DE 22 DIAS

Dia 9 (Tigela de arroz integral e couve), 179-80
Dia 10 (Tacos de alface com nozes), 184
Dia 11 (Couve-flor assada com uvas e pignoli), 188-89
Dia 12 (Pizza de massa fina), 192-93
Dia 13 (Tabule de quinoa), 197-98
Dia 14 (Sushi vegano), 201-02
Dia 15 (Feijão-preto e salada de couve), 208-09
Dia 16 (Tartine com homus e brotos de alfafa), 213-14
Dia 17 (Mix de feijões com batata-doce), 218-19
Dia 18 (Sanduíche de grão-de--bico), 223-24
Dia 19 (Tigela de arroz integral e couve), 227-28
Dia 20 (Salada de quinoa com lentilha), 231-32
Dia 21 (Tacos de alface com nozes), 235-36
Dia 22 (Salada crua de abobrinha, cenoura e pepino), 240
almoço, receitas, 287-97
amêndoas, 92, 105-106
ambiente, consumo de alimentos e, 60
aminoácidos, 95, 108
aminoácidos essenciais, 95, 99
amor, como pilar do sucesso, 91
anemia, 102
antioxidantes, 106-107, 109, 112-15, 148, 160, 185
aquecimento global, 60
arritmia cardíaca, 111
arteriosclerose, 74
artrite, 111, 254
asma, 69, 111
Associação Dietética Americana, 102
ataques cardíacos, 65
atividade física, 32, 60, 141
30 minutos diariamente, 39
alimentação saudável e, 62, 70
benefícios e razões, 90, 253-54
consumo de água e, 40

exercícios cardiovasculares, 255-56, 272
férias e, 266-67
programa de aceleração, 269
spinning, 61
treino de resistência, 256-64
atletas, proteína e, 98, 265
autismo, 124
aveia
Mingau de, de véspera, 197
sem glúten, 109
aves, 42, 44, 120
azeites, 128-29
azia, 68

balança, 87-88
Banana e amendoim, vitamina de, 281-82
Barnard, Neal, 70
Batata e couve-flor ao curry, 292
batata-doce
Feijão à moda espanhola com, 146-47
Mix de feijões com, 218-19
Salada de couve com, 189-90, 236-37
Berinjela assada com pico de gallo, 159-60, 232-33
beterraba e folhas de beterraba, 115
Beyoncé, 11
bioflavonoides, 148
broto de alfafa, Tartine com homus e, 213-14

café da manhã, cardápios
Dia 1 (Mingau de aveia com banana e mirtilos), 142
Dia 2 (Suco verde magro), 146
Dia 3 (Mingau de chia), 150
Dia 4 (Mingau de chia), 154
Dia 5 (Mingau de quinoa), 158
Dia 6 (Suco de couve e maçã verde), 163
Dia 7 (Torrada com pasta de amendoim e mirtilos), 167
Dia 8 (Suco da imunidade), 175
Dia 9 (Granola caseira com frutas vermelhas), 179

ÍNDICE REMISSIVO

Dia 10 (Tudo o que você precisa
é de um suco de gengibre), 183
Dia 11 (Rabanada), 188
Dia 12 (Suco Extra C), 192
Dia 13 (Mingau de aveia de
véspera), 197
Dia 14 (Suco da clareza), 201
Dia 15 (Vitamina da correria), 208
Dia 16 (Suco vivo), 213
Dia 17 (Tartine de tomate, abacate e
homus), 218
Dia 18 (Suco de pepino), 223
Dia 19 (Suco de laranja feliz), 227
Dia 20 (Suco verde magro), 231
Dia 21 (Bruschetta de abacate),
235
Dia 22 (Vitamina do Popeye), 240
café da manhã, receitas, 284-86
cálcio, 100-101, 105, 114
fontes vegetais sem soja, 101
calorias, 37, 39, 40-41, 62, 69-71, 205,
269
calorias vazias, 94
câncer, 49, 69, 71, 98, 106-107, 110-111,
253
carboidratos
proporção de, 80-10-10, 38, 271
tipos de, 93-95
carboidratos simples, 93-94
carboidratos complexos, 38, 93-95
cardápios, 31
Dia 1, 142-44
Dia 2, 146-48
Dia 3, 150-52
Dia 4, 154-56
Dia 5, 158-61
Dia 6, 163-65
Dia 7, 167-69
Dia 8, 175-77
Dia 9, 179-81
Dia 10, 183-86
Dia 11, 188-90
Dia 12, 192-95
Dia 13, 197-99
Dia 14, 201-03
Dia 15, 208-10
Dia 16, 213-15
Dia 17, 218-20

Dia 18, 223-25
Dia 19, 227-29
Dia 20, 231-33
Dia 21, 235-37
Dia 22, 240-41
programa de aceleração, 270-71
carne, 28, 29, 38-39, 42, 59-60, 69, 70,
72, 73, 99-100, 121, 230
castanha de caju, 104-105
cenoura
com cobertura da Marilyn, Pão de,
298-99
e pepino, Salada crua de abobrinha,
155-56, 240
cereais, 41, 69, 76, 94-95, 129
Ceviche, 209-210
chia, 98
chocolate amargo, 112-113, 129
cobre, 104, 112, 114, 115
colágeno, 109
colesterol, taxas de, 68-69, 73-74, 76,
105, 107, 110, 111
Comitê Consultivo de Orientações
Alimentares, 72
compras, 92, 120-27
alimentos em conserva, em latas, 127
estratégias, 121-22
granel, compras, 122-23, 127
listas (*ver* lista de compras)
orgânicos, 123-24, 126
variedade, escolha, 122
condimentos, 128
Consciência verde, vitamina, 281
consistência, 171-72, 255
constipação, 76
consumo de bebida alcoólica, 35, 40,
86-87
controle do estresse, 90, 166, 254
corrida, 70
córtex pré-frontal, 51
couve, 113, 114
com batata-doce, Salada de,
189-90, 236-37
e maçã verde, Suco de, 163
Feijão-preto e salada de, 185-86,
208-09
Tigela de arroz integral e, 179-80,
227-28

313

A REVOLUÇÃO DE 22 DIAS

couve-flor
ao curry, Batata e, 292
assada com uvas e pignoli, 151-52,
188-89
Curry de legumes, 163-64, 198-99
cozinha, 91, 117-121
utensílios essenciais, 132
crianças, hábitos alimentares das,
55-58
CSAs (Grupos de Apoio à Agricultura
Comunitária), 126-27
cúrcuma, 213
curry
Batata e couve-flor ao, 292
de legumes, 163-64, 198-99,
228-29

dente-de-leão, 114-15
depressão, 77-78, 253, 254
derrame, 49, 69, 76, 253
desidratação, 86
sinais de, 40
despensa (*ver também* lista de compras)
eliminar os alimentos industrializados
da, 118-21
DHA (ácido docosahexanoico), 99
Dia 1, 141
cardápio, 142-44
Dia 2, 145
cardápio, 146-48
Dia 3, 149
cardápio, 150-152
Dia 4, 153
cardápio, 154-56
Dia 5, 157
cardápio, 158-61
Dia 6, 162
cardápio, 163-65
Dia 7, 166
cardápio, 167-69
Dia 8, 173-74
cardápio, 175-77
Dia 9, 178
cardápio, 179-81
Dia 10, 182
cardápio, 183-86
Dia 11, 187
cardápio, 188-90

Dia 12, 191
cardápio, 192-95
Dia 13, 196
cardápio, 197-99
Dia 14, 200
cardápio, 201-203
Dia 15, 207
cardápio, 208-10
Dia 16, 211-12
cardápio, 213-215
Dia 17, 216-17
cardápio, 218-220
Dia 18, 221-22
cardápio, 223-25
Dia 19, 226
cardápio, 227-29
Dia 20, 230
cardápio, 231-233
Dia 21, 234
cardápio, 235-37
Dia 22, 239
cardápio, 240-41
diabetes, 27, 28, 49, 68, 69, 73, 74, 76,
109-11
dietas ioiô, 30, 86, 278
dietas veganas, 39, 41-42, 60, 69, 70, 99
(*ver também* Revolução de 22 Dias,
programa)
dietas vegetarianas, 28, 29, 39, 41, 57,
59, 69, 73-75. (*ver*
também Revolução de 22
Dias, programa)
digestão, 76, 93, 109, 110
doença de Alzheimer, 123
doença de Parkinson, 111, 123
doenças cardíacas, 27, 28, 31, 49,
52, 69, 71-72, 73, 74, 77,
105, 253
dores de estômago, 68, 83
"doze sujos", 124

endívia, 114
endometriose, 124
endorfinas, 39, 112, 254
energia, 28-9, 31, 39, 67, 105-6
Environmental Defense Fund, 230
Environmental Working Group, 124
enxaquecas, 105, 108

314

ÍNDICE REMISSIVO

EPA (ácido eicosapentaenoico), 99
erva-doce, 184
ervas, 128

Faculdade de Saúde Pública da Universidade Loma Linda, 70
Faculdade de Saúde Pública de Harvard, 76
farinha de trigo processada, 120
feijão, 94, 95
    à moda espanhola com batata-doce, 146–47
    com batata-doce, Mix de, 218-19
    Feijão-preto e salada de couve, 185–86, 208-209
    Salada de quinoa e, 142-43, 231-32
feiras e quitandas, 125
férias, 266-67
ferro, 75, 102, 108-9, 112, 114
    fontes vegetais sem soja, 101
festas, 245-46
fibras, 76-77, 93-95, 108, 109, 114-15
fígado, doenças do, 98
Finlândia, 72
fitonutrientes, 151
flavonoides, 105
flexão de braço e agachamento (burpee), 257
flexões, 260
folhas do nabo, 115
fome, 83, 84, 108, 157
fósforo, 104, 106
fracasso, sentimentos de, 85
frutas, 28, 38, 41, 49, 65, 69, 76-77 (*ver também* Revolução de 22 Dias, programa)
frutas secas, 129
Federação Internacional para a Diabetes, 76

ganho de peso, 86-87
gases de efeito estufa, 59
gengibre, 183
glicogênio, 94
glicose, 95
gorduras, 72
    proporção 80-10-10, 38, 271

gorduras monoinsaturadas, 105-06
gorduras saturadas, 72, 234
Granola caseira com frutas vermelhas, 179
grão-de-bico
    assado com verduras, 291
    Rolinhos de, 295
    Sanduíche de, 167-68, 223-24

hábitos, 29, 30, 47-54, 57, 62, 63, 139-171
hábitos alimentares, 32-33, 85
herbicidas, 124
hidratação, benefícios da, 40
hipertensão, 27, 28, 34, 65, 69, 73, 74, 76, 108, 253
homus
    caseiro, 296-97
    e brotos de alfafa, Tartine com, 213-14
    Tartine de tomate, abacate e, 218
hortaliças, 28, 38, 42, 53, 62, 65, 75-77 (*ver também* Revolução de 22 Dias, programa)

Imaginação e criação, vitamina, 282
IMC (Índice de Massa Corporal), 57, 72, 76
inchaço, 68, 83
Índia, 29
indulgência, 53
inflamação, 45, 71, 108, 110, 114, 265
Instituto de Medicina, 40
Instituto de Tecnologia de Massachusetts (MIT), 51
insulina, níveis de, 73, 74, 94

jantar, cardápios de
    Dia 1 (Tacos de alface com nozes), 143-44
    Dia 2 (Salada de alcachofra, tomate e abacate), 147-48
    Dia 3 (Couve-flor assada com uvas e pignoli), 151-52
    Dia 4 (Salada crua de abobrinha, cenoura e pepino), 155-56

315

A REVOLUÇÃO DE 22 DIAS

Dia 5 (Berinjela assada com pico de gallo), 159-60
Dia 6 (Salada de lentilhas beluga), 164-65
Dia 7 (Salada de yacon e abacate), 168-69
Dia 8 (Salada de palmito), 176-77
Dia 9 (Salada de tomate e abacate), 180-81
Dia 10 (Feijão-preto e salada de couve), 185-86
Dia 11 (Salada de couve com batata-doce), 189-90
Dia 12 (Hambúrguer de lentilha com legumes cozidos no vapor), 194-95
Dia 13 (Curry de legumes), 198-99
Dia 14 (Pimentão recheado de quinoa), 202-3
Dia 15 (Ceviche), 209-10
Dia 16 (Sopa de lentilha com abacate e tomate), 214-15
Dia 17 (Salada de alcachofra, tomate e abacate), 220
Dia 18 (Tabule de quinoa), 224-25
Dia 19 (Curry de legumes), 228-29
Dia 20 (Berinjela assada com pico de gallo), 232-33
Dia 21 (Salada de couve com batata-doce), 236-37
Dia 22 (Salada de lentilhas beluga), 241
jantar, receitas, 287-97
jejum intermitente, 272

kaizen, 206

L-triptofano, 107
lanchinhos, 29, 38, 84-85, 149
laticínios, 29, 43, 69, 73, 120
leguminosas, 38-39
leite, 41, 120
Leite de amêndoa, 120, 286

lentilhas
beluga, Salada de, 164-65, 241
com abacate e tomate, Sopa de, 150-51, 214-15
com legumes cozidos no vapor, Hambúrguer de, 194-95
Salada de quinoa com, 142-43, 231-32
Lifestyle Heart Trial, 74
lignanas, 107, 111
limão-siciliano, 148
limonoides, 148
Linguine sem glúten com tomate e manjericão, 175-76
linhaça, 110-11
luteína, 77, 114
lisina, 108-09
lista de compras, 121
semana 1, 132-34
semana 2, 134-34
semana 3, 135-36

maçãs, 124
e canela, Mingau de aveia com, 284
Suco da imunidade, 175
magnésio, 75, 104-05, 108, 112, 114
manjericão
Abobrinha refogada com pignoli e, 290
Linguine sem glúten com tomate e, 175-76
manganês, 104,108, 114-15
Máquina verde, vitamina, 280
massa, 128
Linguine sem glúten com tomate e manjericão, 175-76
Mayo Clinic, 77
medicina alternativa, 107
mel, 42
melanina, 104
Melhor que salada de atum, 287
menopausa, 102, 107
metabolismo, 69, 141
metilcobalamina, 100
Mexido de nozes em taça de abacate, 293
micção, 40

ÍNDICE REMISSIVO

minerais, 53, 75, 310
Mingau
    de aveia com banana e mirtilos, 142
    de aveia com maçã e canela, 284
    de chia, 150, 154
    de quinoa, 158
Minimuffins de chocolate da Marilyn, 303-04
modelos, exemplos, 251-52
mostarda, 114
mudanças climáticas, 59, 230
Muesli, 285
multivitaminas, 99
músculos, formação, 265

neuroplasticidade, 30
nível de açúcar do sangue, 76, 94, 105, 108, 109
nozes
    em taça de abacate, Mexido de, 293
    Tacos de alface com, 143-44, 184, 236-36

obesidade, 27, 28, 49, 58, 65, 72, 73, 269
obesidade infantil, 58
oleaginosas, 64, 96, 105-06, 127 (ver também tipos de oleaginosas)
ORACs (capacidade de absorver dos radicais oxigenados), 112
Ornish, Dean, 74
osteoporose, 98, 254
ovos, 29, 42, 44, 69, 73

Pad thai vegetariano, 289
paladar, sentido, 64
pâncreas, 94
Pão, receitas, 298–300
pasta de amendoim, Torrada com, e mirtilos 167
peixes de cativeiro, 44
peixes e frutos do mar, 41, 43, 121
pepino, 223
    Salada crua de abobrinha, cenoura e, 155-56, 240

peptídeo YY, 110
pera
    Suco da imunidade, 175
perda de peso, 28, 29, 32-35, 68 (ver também Revolução de 22 Dias, programa da)
pesticidas, 123-24
Picolé de laranja, vitamina, 281
Pimentão recheado de quinoa, 202-03
pistaches, 106
Pizza de massa fina, 154-55, 192-93
Poder tropical, vitamina, 281
Pollan, Michael, 63
porções, tamanhos das, 29-30, 38, 81-84
potássio, 75, 112, 114
potencial, liberar, 178
prancha, 262
prancha lateral, 263
pré-diabetes, 68
pressão arterial, 65, 68, 73, 74, 76, 107, 111, 112, 253
pressão alta, 65, 69, 73, 74, 76, 253
programa de aceleração, 35, 38, 269-70
proteína vegetal em pó, 111

queijo mozarela vegetal, 154, 193
quinoa, 38-39, 94, 108-09

Rabanada, 188
radicais livres, 160, 185
receitas (ver também cardápios)
    almoço e jantar, 287-97
    café da manhã, 284-86
    pão e sobremesas, 298-304
recompensas, 248-49
Recuperação e renovação, vitamina, 280
refeições
    planejamento (ver cardápios; receitas)
    horário, 37-38, 85, 149
refrigerantes, 40
resistência, treino, 70, 256-64
restaurantes, 92, 246-47
restaurantes fast-food, 72
Revolução de 22 Dias, programa (ver também Dia 1-Dia 22)
    80% de saciedade, 29, 38, 39, 207

317

A REVOLUÇÃO DE 22 DIAS

aceleramento, programa, 35, 38, 270-71
água e (*ver* consumo de água)
alimentos poderosos, 104-113, 140
cartilha de nutrição, 93-115
cinco orientações para, 36-41
compras (*ver* compras)
consistência e, 171-72
consumo de bebida alcoólica, 35, 40, 86-87
descrição, 30
estudos de caso, 32-36, 67-68, 85-86, 119, 252-53, 265
exercícios físicos (*ver* atividade física)
férias e, 266-67
horário das refeições, 37-38, 85, 149
lanchinhos, 29, 38, 84-85, 149
objetivos da, 31, 32, 64
pilares do sucesso, 90-91
planejamento de refeições (*ver* cardápios; receitas)
proporção 80-10-10, 38, 41, 83, 93, 271
receitas (*ver* receitas)
tamanho das porções, 29-30, 38, 81-84
rotina matinal, 50

sabor, 63
sabores e corantes artificiais, 37
saciedade, melhor sensação de, 41, 53, 110, 157
Salada
crua de abobrinha, cenoura e pepino, 155-56, 240
de alcachofra, tomate e abacate, 147-48, 200
de atum, Melhor que, 287
de couve com batata-doce, 189-90, 236-37
de feijão-preto e couve, 154-55, 176-77
de lentilhas beluga, 164-65, 241
de palmito, 176-77
de quinoa com lentilhas, 142-43, 231-32

de quinoa e feijão, 294
de tomate e abacate, 180-81
de yacon e abacate, 136-37, 168-69
salicilatos, 148
salsinha, 159-60
sanduíches
de grão-de-bico, 167-68, 223-24
Tartine com homus e brotos de alfafa, 213-14
Tartine de tomate, abacate e homus, 218
saúde, custos de, 71
Semana 1 (Construindo hábitos vencedores), 139-69
Semana 2 (Sendo consciente) 171-203
Semana 3 (Desenvolvendo a consciência), 205-37
sementes, 97, 127
de abóbora, 106-07
de cânhamo, 95
sobremesas, 84
receitas, 298-304
sobrepeso, definição de, 269
Sonho de chocolate, vitamina, 280
sono, 63
adequado, 90
mudança de hábitos, 92
Sopa de lentilha com abacate e tomate, 150-51, 214-15
spinning, 61, 70
Substancioso pão multigrãos da Marilyn, 301-02
sucesso, pilares do, 90-91
Suco
da clareza, 201
da imunidade, 175
de couve e maçã verde, 163
de gengibre, Tudo o que você precisa é de um suco, 183
de laranja feliz, 227
de pepino, 223
Extra C, 192
verde magro, 146, 231
vivo, 213
sucos verdes, 54-55
Sushi vegano, 159-59, 201-02

ÍNDICE REMISSIVO

Tabule de quinoa, 197-98, 224-25
Tacos de alface com nozes, 143-44, 184, 236-36
taxa glicêmica, 108
temperos, 128
testemunhos, 32
Tigela de arroz integral e couve, 179-80, 227-88
Tigela do Buda, 288
tomate
    com abacate e homus, Tartine de, 218
    e abacate, Salada de, 180-81
    e abacate, Salada de alcachofra, 147-48, 200
    e manjericão, Linguine sem glúten com, 175-76
    Sopa de lentilha com abacate e, 150-51, 214-15
Torrada com pasta de amendoim e mirtilos, 167
treino de resistência, 70, 256-64
trigo-sarraceno, 98
treinos cardiovasculares, 255-56, 272
Tudo o que você precisa é de um suco de gengibre, 183

uvas,
    Couve-flor assada com, e pignoli, 151-52

vegetais, alimentação à base de (*ver também* Revolução de 22
    Dias, programa)
    benefícios da, 28-31, 56, 69, 76-77

verduras, 113-15
viajar, 44
vinagres, 128-29
visão, 77
vitamina A, 77, 114, 307
vitamina B_1 (tiamina), 75, 308
vitamina B_2 (riboflavina), 75, 108, 307
vitamina B_3 (niacina), 308
vitamina B_6 (piridoxina), 308
vitamina B_{12}, 75, 99-100, 307
vitamina C (ácido ascórbico), 114, 307
vitamina D, 99, 307
vitamina E, 105, 106, 114, 307
vitamina H (biotina), 308
vitamina K, 107, 114, 308
vitaminas, 28, 53, 75, 99, 104
    glossário, 307-08
Vitaminas (ou smoothies), 279
    Agito, 280
    Banana e amendoim, 281-82
    Consciência verde, 281
    da correria, 208
    do Popeye, 240, 279
    Imaginação e criação, 282
    Máquina verde, 280
    Picolé de laranja, 281
    Poder tropical, 281
    Recuperação e renovação, 280
    S'mores, 281
    Sonho de chocolate, 280

zeaxantina, 77, 114

Compartilhe a sua opinião
sobre este livro usando a hashtag
#ARevoluçãoDe22Dias
nas nossas redes sociais:

 /EditoraAlaude

 /EditoraAlaude

 /AlaudeEditora